LES ACTUALITÉS MÉDICALES

Syphilis de la Moelle

LES ACTUALITÉS MÉDICALES

Collection de volumes in-16, de 96 pages, cartonnés. Chaque volume : 1 fr. 50.

Diagnostic des Maladies de la Moelle, par le Pr Grasset, 3e *édition.*
Diagnostic des maladies de l'encéphale, par le Pr Grasset, 2e *édition*
L'Artériosclérose et son traitement, par le Dr Gouget.
La Cure de Déchloruration, par les Drs Widal et Javal.
Le Rein mobile, par le Dr Legueu, agrégé à la Faculté de Paris.
Mouches et Choléra, par le Pr Chantemesse et le Dr Borel.
Moustiques et Fièvre jaune, par le Pr Chantemesse et le Dr Borel.
Le Diabète, par le Professeur Lépine, 2 vol.
Le Cytodiagnostic, par le Dr Marcel Labbé, médecin des hôpitaux de Paris.
Le Sang, par le Dr Marcel Labbé, médecin des hôpitaux de Paris.
L'Appendicite, par le Dr Aug. Broca, agrégé à la Faculté de Paris.
Diagnostic de l'Appendicite, par le Dr Auvray, agrégé à la Faculté de Paris.
Les Rayons de Röntgen et le Diagnostic de la Tuberculose, par le Dr A. Béclère, médecin de l'hôpital Saint-Antoine.
Les Rayons de Röntgen et le Diagnostic des Affections thoraciques non tuberculeuses, par le Dr A. Béclère.
Les Rayons de Röntgen et le Diagnostic des Maladies internes, par le Dr A. Béclère.
La Radiographie et la Radioscopie cliniques, par le Dr L.-R. Regnier.
La Mécanothérapie, par le Dr L.-R. Regnier.
Radiothérapie et Photothérapie, par le Dr L.-R. Regnier.
Cancer et Tuberculose, par le Dr Claude, médecin des hôpitaux.
La Diphtérie, par les Drs H. Barbier, médecin des hôpitaux, et G. Ulmann.
Le Traitement de la Syphilis, par le Dr Emery, 2e *édition.*
Les Myélites syphilitiques, par le Dr Gilles de la Tourette.
Le Traitement de l'Epilepsie, par le Dr Gilles de la Tourette.
La Psychologie du Rêve, par Vaschide et Piéron.
Les Glycosuries non diabétiques, par le Dr Roque.
Les Régénérations d'organes, par le Dr P. Carnot, agrégé à la Faculté.
Le Tétanos, par les Drs J. Courmont et M. Doyon.
Les Albuminuries curables, par J. Teissier, professeur à la Faculté de Lyon.
Thérapeutique oculaire, par le Dr F. Terrien.
La Fatigue oculaire, par le Dr Dor.
Les Auto-intoxications de la grossesse, par le Dr Bouffe de Saint-Blaise, accoucheur des hôpitaux de Paris.
Le Rhume des Foins, par le Dr Garel, médecin des hôpitaux de Lyon.
Le Rhumatisme articulaire aigu en bactériologie, par les Drs Triboulet, médecin des hôpitaux, et Coyon.
Le Pneumocoque, par le Dr Lippmann.
Les Enfants retardataires, par le Dr Apert, médecin des hôpitaux.
La Goutte et son traitement, par le Dr Apert, médecin des hôpitaux.
Les Oxydations de l'Organisme, par les Drs Enriquez et Sicard.
Les Maladies du Cuir chevelu, par le Dr Gastou, 2e *édition.*
Les Dilatations de l'Estomac, par le Dr Soupault, médecin des hôpitaux.
La Démence précoce, par les Drs Deny et Roy.
Les Folies intermittentes, par les Drs Deny et P. Camus.
Chirurgie intestinale d'urgence, par le Dr Mouchet.
Chirurgie nerveuse d'urgence, par le Dr Chipault.
Les Accidents du Travail, par le Dr Georges Brouardel, 2e *édition.*
Le Cloisonnement vésical et la Division des urines, par le Dr Cathelin.
Le Traitement de la Constipation, par le Dr Froussard.
Le Canal vagino-péritonéal, par le Dr P. Villemin, chirurgien des hôpitaux.
La Médication phosphorée, par H. Labbé.
La Médication surrénale, par les Drs Oppenheim et Lœper.
Les Médications préventives, par le Dr Nattan-Larrier.
La Protection de la Santé publique, par le Dr Mosny.
L'Odorat et ses Troubles, par le Dr Collet, agrégé à la Faculté de Lyon.
Traitement chirurgical des Néphrites médicales, par le Dr Pousson.
Les Rayons N et les Rayons N_1, par le Dr Bordier.
Trachéobronchoscopie et Œsophagoscopie, par le Dr Guisez.
Le Traitement de la Surdité, par le Dr Chavanne.
Technique de l'Exploration du Tube digestif, par le Dr René Gaultier.
La Technique histo-bactériologique moderne, par le Dr Lefas.
L'Obésité et son traitement, par le Dr Le Noir.
Les Thérapeutiques récentes dans les Maladies nerveuses, par les Drs Lannois et Porot.
L'Ionothérapie électrique, par les Drs Delherm et Laquerrière.
Calculs biliaires et Pancréatites, par le Dr René Gaultier.
Les Médications nouvelles en obstétrique, par le Dr Keim
La Syphilis de la moelle, par le Pr Gilbert et le Dr Lion.

LES ACTUALITÉS MÉDICALES

Syphilis

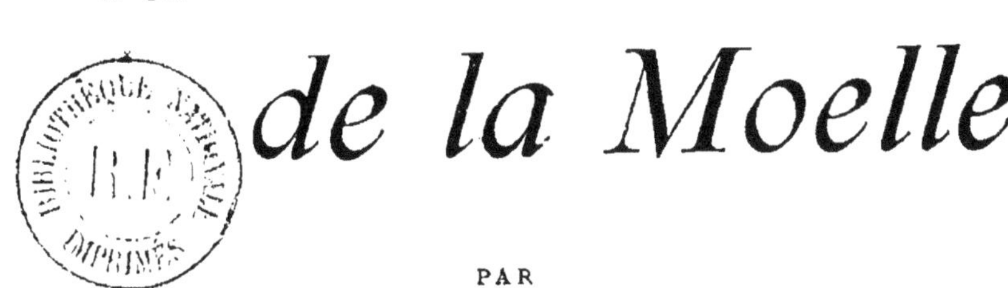

de la Moelle

PAR

Le Professeur A. GILBERT
Médecin de l'hôpital Broussais.

Le Docteur G. LION
Médecin de l'hôpital de la Pitié.

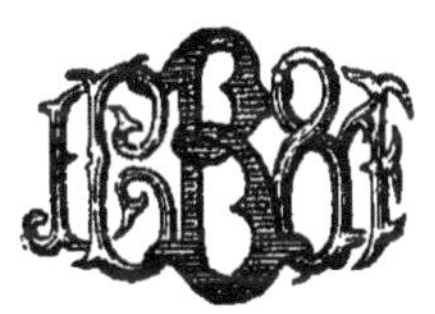

PARIS

LIBRAIRIE J.-B. BAILLIÈRE ET FILS

19, RUE HAUTEFEUILLE, 19

1908

SYPHILIS DE LA MOELLE

I. — SYPHILIS ACQUISE

HISTORIQUE

Longtemps confondue avec le mal de Pott syphilitique, la syphilis médullaire ne prend vraiment rang dans le cadre nosologique qu'avec Gjör (1857) et Valdemar Steenberg (1861). Dans des mémoires remarquables par le nombre des faits cliniques et anatomiques qui y sont rapportés, ces auteurs montrent que, assez souvent, la paraplégie syphilitique, non seulement ne s'accompagne pas d'altération du canal osseux, mais encore ne s'explique par aucune lésion appréciable à l'examen macroscopique.

Ladreit de la Charrière (1861) admet que le plus souvent on trouve des altérations osseuses. Il reconnaît cependant que, dans un certain nombre de cas, la lésion échappe à l'examen. La rapidité avec laquelle les paralysies surviennent et disparaissent le porte à invoquer, en pareille circonstance, une modification dynamique.

Gros et Lancereaux (1861), sur 31 autopsies de sujets morts de syphilis cérébro-spinale, ont rencontré 22 fois des dépôts plastiques offrant l'aspect soit d'exsudats diffus, soit d'exsudats agglomérés sous forme d'amas de petites dimensions ou de véritables tumeurs. Ils se refusent à admettre l'existence de troubles purement dynamiques.

Zambaco (1862) combat la notion d'une exostose nécessaire. Il publie une observation de paraplégie sans lésion appréciable et une observation de gomme méningée disposée en virole autour de la moelle. Il admettrait volontiers un simple trouble dynamique dans les cas où la moelle paraît saine.

La gomme est vue par Mac Dowell (1861), Zambaco, Wilks (1863), Wagner (1863), Lorenzo Hales (1872), etc.

Winge (1863) publie deux observations, l'une de méningite spinale gommeuse, l'autre de méningo-myélite avec ramollissement, qui est la première de ce genre, accompagnée d'un examen histologique.

Puis viennent les cas de Moxon (1870), Mollière (1870), le mémoire de Charcot et Gombault (1873) où se trouve la description d'une plaque de méningo-myélite scléreuse qui s'était manifestée pendant la vie par la production du syndrome de Brown-Séquard, l'étude si précise faite par M. Hayem (1874) des troubles circulatoires avec foyers d'exsudation et des altérations des fibres nerveuses dans deux cas de « myélite aiguë centrale et diffuse », dont l'un au moins était d'essence syphilitique, l'exemple de pachyméningite dû à Bruberger (1874), enfin les observations de méningo-myélite avec foyer de ramollissement recueillies par Tillot, Mauriac (1875), Homolle (1876).

Avec Leyden (1876), Eisenlohr (1878), Schultze (1878), Julliard (1879) prennent naissance les premières notions un peu précises que nous possédions sur les altérations vasculaires et leurs conséquences possibles.

De 1875 à 1882, des études d'ensemble de la myélite syphilitique sont tentées par Vialle (1875), Le Petit (1878), Caizergues (1878), Julliard (1879), Vinache (1880), Savard (1882).

L'histoire de la syphilis de la moelle entre ensuite dans une phase décisive, tant au point de vue de l'étude des lésions anatomiques que de la détermination des formes cliniques qui la caractérisent.

Greiff (1882), dans un cas de syphilis spinale, rencontre l'infiltration embryonnaire de la pie-mère et de ses prolongements intramédullaires. Ces derniers apparaissent, à l'examen microscopique, quatre et cinq fois plus volumineux qu'à l'état normal. En relation intime avec cette méningite se trouvent les lésions des vaisseaux et en particulier des veines, qui sont beaucoup plus malades que les artères. L'endartérite et l'endophlébite sont secondaires à la périvascularite.

Jurgens (1885), à l'occasion de trois cas de syphilis héréditaire et de deux cas de syphilis acquise, étudie les formes chroniques fibreuse et fibro-gommeuse de la pachyméningite et de l'arachnite spinales syphilitiques. Il admet que la vascularite est en rapport intime avec la méningite.

En 1889, nous avons distingué quatre formes anatomiques principales de syphilis médullaire : la *méningo-myélite embryonnaire diffuse*, qui ne s'accuse à l'examen macroscopique par aucune lésion nettement appréciable et correspond aux faits réunis jusqu'alors sous le nom de « paraplégies *sine materia* » ; la *méningo-myélite diffuse scléreuse*, qui succède à la forme précédente, l'infiltration embryonnaire subissant l'évolution scléreuse ; la *méningo-myélite gommeuse* due au développement exagéré du processus de prolifération embryonnaire ; enfin la *méningo-myélite hyperémique et nécrobiotique*, conséquence de la dilatation excessive des vaisseaux de la moelle et des troubles nutritifs qu'elle entraîne.

Les deux mémoires de Siemerling, qui on trait l'un à la syphilis congénitale (1889), l'autre à la syphilis acquise (1891), apportent un appoint considérable à l'histoire de la méningo-myélite embryonnaire diffuse. On y trouve le tableau anatomo-pathologique le plus complet de cette affection.

Intimement liées aux altérations méningées, les lésions vasculaires sont restées jusqu'ici au second plan et n'ont été rendues responsables que de quelques troubles de la nutrition de la substance nerveuse. Nous allons les voir prendre dans certains faits une importance prépondérante. Déjerine (1884), Schmaus, Rumph avaient déjà rapporté des observations où leur rôle semblait plus considérable.

Möller (1891) publie une très belle observation d'endartérite syphilitique tout à fait conforme à la description d'Heubner.

Sottas (1893) soutient que « dans la paraplégie syphilitique l'altération primitive est constituée par une lésion vasculaire produisant par ischémie le ramollissement de la moelle ». Il apporte à l'appui de son dire, non pas des observations d'endartérites analogues à celle de Möller, mais des faits de méningo-myélite à lésions vasculaires prédominantes.

Nous nous sommes élevés contre cette manière trop étroite d'envisager la question. Dans une note « Sur la pluralité des lésions de la syphilis médullaire », nous avons soutenu que l'artérite et la phlébite ne sauraient résumer en elles le processus primordial de la myélite syphilitique. La gomme et la méningo-myélite embryonnaire diffuse sont des formes qui doivent rester distinctes de l'artérite. Le ramollissement et la sclérose sont à coup sûr le plus souvent des lésions secondaires, mais le ramollissement peut très certainement suivre immédiatement l'ectasie capillaire et l'hyperémie qui se montre souvent comme la conséquence initiale de l'infection syphilitique, et il est probable que la sclérose peut aussi se développer à titre de processus primitif.

M. Lamy, dans sa thèse (1893), confirme en grande partie cette manière d'envisager la question. Sa première observation a trait à un cas de lepto-myélite et d'arachnite spinales étendues à toute la hauteur de la moelle avec participation des veines méningées et intégrité des artères qu'il rapproche de ceux de Greiff, de Siemerling et de MM. Gilbert et Lion.

La seconde observation nous montre des lésions anciennes de sclérose diffuse dont la description « justifie la dénomination de *méningo-myélite scléreuse* », que MM. Gilbert et Lion ont appliquée à des cas analogues; l'origine en est une méningo-myélite embryonnaire dont l'infiltration spécifique a fait place à l'hyperplasie réactionnelle du tissu interstitiel.

M. Sottas reproduit dans sa thèse en 1894 (1) les idées déjà émises par lui en 1893, mais manifestement atténuées. Il fait une part « à certaines lésions médullaires et surtout radiculaires qui résultent de l'envahissement du tissu nerveux par une infiltration s'étendant excentriquement d'un point des méninges ou d'une gaine périvasculaire ».

Un mémoire de Goldflam (1893) contient trois autopsies où les lésions vasculaires, soit sous forme de périvascularite accompagnant la méningite, soit sous forme d'endartérite, ont paru prédominantes.

Dès 1886, Strumpell avait fait pressentir que la syphilis était capable de produire des dégénérescences systématiques de la moelle et que, en dehors des cordons postérieurs (tabes dorsalis), elle pouvait frapper les faisceaux pyramidaux soit isolément, soit en même temps que d'autres systèmes. Trachtenberg, en 1894, a le premier sou-

(1) J. Sottas, Contribution à l'étude anatomique et clinique des paralysies spinales syphilitiques. *Thèse de Paris*, 1894. — On trouvera dans cette thèse tous les renseignements bibliographiques antérieurs à 1894.

tenu que la paraplégie spinale syphilitique d'Erb était une sclérose systématique post-syphilitique toxique, analogue à celle qui se développe dans l'ergotisme, la pellagre et le lathyrisme. Muchin a défendu la même opinion. Mais c'est surtout Nonne (1) qui s'est efforcé d'établir sur des bases solides l'existence de la sclérose syphilitique primitive, dans un mémoire que nous résumerons dans la suite.

En 1901, MM. A. Thomas et G. Hauser (2) ont soutenu que, à côté des altérations secondaires dues aux troubles de la circulation et à l'inflammation méningée, il y avait lieu, lors de méningo-myélite syphilitique, de faire une place à l'irritation primitive des éléments nerveux.

Nous avons donné, dans la 1re édition du *Traité de médecine et de thérapeutique* (1902), une étude d'ensemble de la syphilis médullaire dont cet opuscule n'est en quelque sorte que la seconde édition. Enfin MM. J. Nageotte et A. Riche (3) ont publié un remarquable article dans le *Manuel d'histologie pathologique* de Cornil et Ranvier.

Pendant que se poursuivaient ces importantes recherches anatomo-pathologiques, l'étude clinique de la syphilis médullaire faisait également des progrès considérables. En 1889, nous avons attiré l'attention sur les faits de syphilis médullaire précoce, nous en avons montré la fréquence relative, l'apparition dans les syphilis souvent graves et insuffisamment traitées, la prédilection pour le sexe masculin, le développement sans cause occasionnelle appréciable ; enfin, nous en avons donné un tableau symptomatique général.

En 1891, M. Pierre Boulloche publiait une statistique de soixante et onze cas inédits, dus pour la plupart à M. le professeur Fournier, et en tirait un certain nombre de considérations étiologiques intéressantes.

Erb (1892), sous le nom de *paraplégie spinale syphilitique*, décrit l'une des formes chroniques de la maladie. Charcot (1893), d'une manière plus générale, englobe

(1) Nonne, Ueber zwei klinisch u. anatomisch Untersuchte von syphilitischer Spinalparalysie (*Arch. f. Psychiatrie u. Nervenkrankheiten*, Bd XXIX, S. 695. Berlin, 1897).

(2) A. Thomas et G. Hauser, Contribution à l'étude anatomo-pathologique de la myélite syphilitique (*Revue Neurol.*, 15 juillet 1901).

(3) J. Nageotte et A. Riche, Centres nerveux inférieurs (*Manuel d'histologie pathologique*, par V. Cornil et L. Ranvier, 3e édit., t. III. 1907).

tous les faits de paraplégie syphilitique dans la désignation de *myélite transverse syphilitique.*

Des descriptions d'ensemble de l'affection sont données par Gajkievicz, M. Lamy (1) qui insiste plus spécialement sur la période prémonitoire, M. Sottas, M. Brissaud, et certaines formes particulières sont étudiées dans des mémoires souvent remarquables, dont on trouvera l'indication à la *Symptomatologie.*

L'examen cytologique du liquide céphalo-rachidien, proposé en 1904 par M. Widal et ses élèves, est devenu un précieux moyen d'investigation clinique et diagnostique (2).

(1) Lamy, *in* Thèse 1893, et La syphilis des centres nerveux (collection Léauté).

(2) Voici la liste de nos publications antérieures sur la syphilis de la moelle :

A. Gilbert et G. Lion. De la syphilis médullaire précoce. *Archives générales de médecine*, 1889.

A. Gilbert, Sur un cas de syphilis médullaire précoce. *Bull. et mém. de la Soc. méd. des hôpitaux*, 11 juillet 1890.

A. Gilbert et G. Lion, Sur la pluralité des lésions de la syphilis médullaire. Comptes rendus des séances de la *Société de Biologie*, 22 avril 1893.

G. Lion, Artérite syphilitique et thrombose des deux vertébrales. Gomme méningo-médullaire. *Bull. et mém. de la Soc. méd. des hôpitaux*, 1899.

G. Lion, Griffe pied creux.... chez un malade atteint de méningo-myélite syphilitique. *Bull. et mém. de la Soc. méd. des hôpitaux*, 28 février 1901.

A. Gilbert et G. Lion, Syphilis médullaire. *Traité de médecine et de thérapeutique*, t. IX, p. 897, 1902.

ÉTIOLOGIE

Il est très difficile de se faire une idée exacte de la *fréquence* de la syphilis médullaire.

D'après la majorité des auteurs, elle est relativement rare. M. Fournier, sur 1085 cas de syphilis nerveuse, compte 77 cas de syphilis médullaire, 16 de syphilis cérébro-spinale. Erb, en dix ans, n'a observé que 30 à 35 cas de paraplégie spinale syphilitique contre 400 de tabes.

Tout en repoussant comme exagérée l'opinion de Muchin, qui a observé 28 exemples de paraplégie contre 26 de tabes, et qui en conclut que celle-là est au moins aussi fréquente que celui-ci, M. Marie pense que la myélite spécifique se rencontre assez souvent. Il a tendance à lui assigner une fréquence plus grande que celle qui résulte des chiffres donnés par Erb, et quand il rencontre un malade âgé de plus de vingt-cinq ans, présentant tous les symptômes de la paralysie spasmodique, c'est à elle qu'il pense tout d'abord.

L'époque d'apparition de la maladie semble plus facile à préciser. Si nous réunissons dans une statistique d'ensemble les faits rapportés par Boulloche (71 cas), Goldflam (13 cas), Lamy (12 cas), Sottas (23 cas), Orlowski (65 cas) (1), nous voyons que, sur un total de 184 cas, les premiers symptômes de la myélite syphilitique se sont montrés : 33 fois dans la première année ; — 40 fois dans la deuxième ; — 30 fois dans la troisième ; — 54 fois de la quatrième à la huitième année; — 15 fois de la huitième à la douzième; — et 12 fois de la douzième à la vingt-sixième.

De cette statistique, il résulte que la syphilis médullaire se développe 39,5 fois sur 100 dans les deux premières années de l'infection, 55 fois sur 100 dans les trois premières et 85 fois sur 100 dans les huit premières.

(1) Orlowski, Contribution à l'étude de la syphilis spinale (*Wratch*, 1896, p. 63, 98 et 123, et *Ann. de dermatol. et de syphil.*, 1896, p. 139).

Boulloche avait déjà estimé que l'affection apparaissait 62 fois sur 100 dans les quatre premières années qui suivent le chancre, et Kuh 69 fois sur 100 dans les six premières.

Elle débute le plus souvent dans la première, la deuxième ou la troisième année, avec une fréquence un peu plus grande dans la deuxième. Passé la huitième ou dixième année, elle devient une complication rare.

Les cas qui éclatent dans la première et la deuxième année constituent ceux que nous avons proposé de ranger sous la dénomination de *syphilis médullaire précoce* et dont nous avions pu rassembler 56 exemples en 1889.

En 1902, le nombre de ces faits s'était considérablement accru et nous pouvions dresser une statistique qui en comprenait plus de 160. Ainsi la syphilis médullaire précoce semble avoir une fréquence relativement considérable; nous avons vu plus haut qu'elle représentait 39,5 p. 100 des faits.

Sur 103 cas de notre statistique de 1902 où la date d'apparition du chancre est notée d'une façon précise, les accidents médullaires ont apparu 21 fois de trois à six mois, 36 fois de sept à douze mois et 38 de treize à vingt-quatre mois après l'accident primitif. C'est pendant le sixième mois (14 cas), et le douzième (11 cas) que s'est produite le plus souvent l'éclosion des premiers symptômes.

La *gravité de la syphilis originelle* est interprétée de façon assez différente par les divers auteurs.

Toutes les formes de la syphilis, les plus bénignes comme les plus graves, peuvent occasionner la myélite, d'après Savard, mais les phénomènes médullaires se manifestent surtout à la suite des syphilis de moyenne intensité et de celles qui ont paru au début assez sérieuses et assez tenaces. Vinache signale aussi, quatre fois sur cinq, des accidents spécifiques assez sérieux au début. Pour Proux, la myélite se montre dans les formes graves à l'origine. Au contraire, Broadbent émet l'opinion que les lésions spinales sont le plus souvent précédées d'accidents bénins et fugaces. Boulloche arrive à cette conclusion qu'il en est de la moelle comme du cerveau, c'est-à-dire que les déterminations de la syphilis sur ces organes s'observent plus souvent dans les cas d'infection légère et de moyenne intensité. Sottas n'a constaté que deux fois des manifestations antérieures graves. Orlowski, sur 59 cas de sa statistique (cette statistique comprend 52 cas observés en vingt-cinq ans dans le service du professeur Kojevnikoff et 20 personnels) où l'intensité de la syphilis est notée, compte 32 p. 100 de syphilis légères, 40 p. 100 de syphilis moyennes, 28 p. 100 de syphilis graves.

En 1889 et en 1902, nous avons montré, en nous appuyant sur les statistiques mentionnées plus haut, que dans la moitié des cas au moins de syphilis médullaire précoce, on trouvait signalés des accidents secondaires et tertiaires sérieux par leur nature, leur durée et leur répétition. Il paraît donc logique de conclure que si la syphilis médullaire en général ne semble pas d'une façon absolument certaine l'apanage des syphilis graves, il n'en est pas de même de la syphilis médullaire précoce.

L'*influence du traitement* suivi *avant* l'éclosion des phénomènes médullaires n'est certainement pas insignifiante. Valdemar Steenberg avait déjà signalé que, 25 fois sur 29, ses malades n'avaient pas été traités ou l'avaient été incomplètement.

Boulloche relève 10 traitements nuls, 24 traitements incomplets, 18 traitements sérieux. Il en résulte pour lui que les accidents médullaires éclatent deux fois moins souvent chez les syphilitiques qui se sont bien soignés que chez ceux qui n'ont pas pris de mercure ou qui en ont pris d'une façon insuffisante. Il fait remarquer que le traitement rigoureux, institué dès le début, ne met pas le malade à l'abri des manifestations précoces, puisque parmi les 18 syphilitiques bien soignés, il y en a 10 chez lesquels la paraplégie est apparue dès les premières années de l'infection.

La plupart des malades de M. Sottas ne s'étaient pas soignés ou ne l'avaient fait qu'incomplètement.

Orlowski note dans la moitié des cas un traitement insuffisant et dans l'autre moitié un traitement régulièrement suivi.

A côté du principe infectieux, cause déterminante de la maladie, d'autres causes prédisposantes ou adjuvantes semblent exercer une influence plus ou moins marquée.

Le *sexe* en particulier paraît avoir une grande importance. Dans notre statistique, nous comptons 11 femmes contre 104 hommes. Boulloche, sur 68 cas où le sexe est connu, note seulement 5 femmes, Orlowski 5 femmes sur 72 malades. Autrement dit, la femme n'est atteinte que dans la proportion de 7 à 9 p. 100.

L'*âge* joue un rôle moins marqué. Orlowski a observé 21 cas de vingt à trente ans, 31 de trente à quarante ans, 11 de quarante à cinquante ans, 5 de cinquante à soixante ans, chiffres qui correspondent assez exactement à ceux que donne Kuh. La syphilis médullaire est donc surtout fréquente de vingt à quarante ans, avec une légère prédominance de trente à quarante.

A ne considérer que les cas précoces, la fréquence serait au contraire, d'après nos recherches, un peu plus grande de vingt à trente ans que de trente à quarante.

L'*état de prédisposition du système nerveux* par hérédité ou antécédents personnels n'est pas sans jouer un rôle dans la localisation des lésions syphilitiques sur le système nerveux, d'après M. Lamy. On voit parfois l'affection se développer chez des névropathes, à la suite de chocs moraux et pendant des périodes de neurasthénie profonde. Pour M. Sottas, l'hérédité névropathique ne semble pas avoir une influence sensible. Orlowski signale l'hérédité névropathique chez quatorze de ses malades ; neuf étaient des névropathes.

Dans le plus grand nombre des faits de syphilis médullaire, on ne signale pas de cause occasionnelle.

Orlowski, sur 72 cas, signale 14 fois le refroidissement, 13 fois les excès vénériens, 8 fois le surmenage, 5 fois le traumatisme.

L'*influence du froid* a été également signalée par divers auteurs. Kuh remarque que la plupart des cas qu'il a observés ont débuté au cours de la saison froide et que, parmi ceux qui se sont produits en été, beaucoup ont été précédés d'un refroidissement. Il attribue une influence particulière à la fatigue suivie de refroidissement.

Les *excès vénériens* ont aussi paru avoir une influence marquée dans certains cas. Ladreit de la Charrière accuse le coït debout. Savard suppose que la localisation si fréquente de la maladie dans la colonne lombaire tient à la présence du centre génito-spinal dans cette région. Kuh n'a noté les excès de coït que 4 fois sur 56.

Le *surmenage* (exercices fatigants, marches forcées, la station debout prolongée), invoqué par quelques-uns, est nié par Kuh.

Le *traumatisme* est rarement signalé.

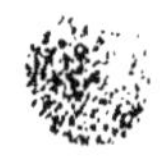

ANATOMIE PATHOLOGIQUE

L'anatomie pathologique de la syphilis médullaire est complexe. Vouloir reconnaître dans les lésions observées un processus unique, ayant toujours le même point de départ et la même évolution, serait, croyons-nous, se mettre en désaccord avec les faits.

C'est surtout pendant les premières phases de leur développement que ces lésions offrent le plus de dissemblance et permettent de faire une distinction entre les différents types anatomiques.

Plus tard, soit directement, soit après une phase de ramollissement, elles aboutissent à la sclérose, terme ultime commun, mais dont il ne faut pas méconnaître la multiplicité des origines.

Ajoutons à cela que le ramollissement et la sclérose elle-même n'apparaissent pas dans tous les cas comme des altérations secondaires et qu'ils peuvent probablement se montrer d'emblée, être créés primitivement par la syphilis.

Nous aurons donc à envisager d'abord les lésions récentes, ou initiales, processus aigus ou subaigus, dont nous saisirons tous les caractères dans les cas de mort rapide.

En tête de ces lésions se place la gomme qui, pour n'être pas la plus fréquente, n'en reste pas moins la plus spécifique d'entre elles.

La méningo-myélite représente, au contraire, la manifestation la plus habituelle de la syphilis sur la moelle épinière. Elle se montre sous deux aspects assez distincts, malgré leurs traits communs, pour mériter d'être séparés : la méningo-myélite embryonnaire diffuse et la méningo-myélite à lésions vasculaires prédominantes.

La dernière de ces variétés comprenant tous les faits de périartérite, il ne restera plus, pour constituer l'artérite syphilitique proprement dite, que quelques cas d'endartérite remarquables par l'absence de méningite, le nombre relativement restreint des vaisseaux malades,

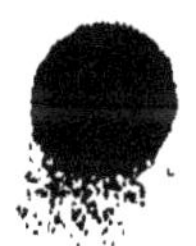

la distribution segmentaire ou nodulaire des lésions et le peu d'étendue des foyers de ramollissement secondaire.

Nous aurons, pour en finir avec les processus récents, aigus ou subaigus, à étudier le ramollissement envisagé non plus comme lésion secondaire, comme conséquence immédiate des altérations précédentes, mais encore comme lésion primitive engendrée directement par des troubles vasculaires purement dynamiques.

Quand, après une évolution de plusieurs années, elles passent à l'état chronique, ces lésions convergent toutes, nous l'avons dit, vers la sclérose. Nous étudierons celle-ci avec les différentes distributions qu'elle affecte suivant ses origines. Nous examinerons ensuite si elle peut se présenter à titre de lésion syphilitique primitive.

En décrivant ces diverses variétés, nous montrerons qu'elles peuvent se combiner entre elles et constituer des formes mixtes.

GOMMES DES MÉNINGES ET DE LA MOELLE

Nous n'aurons en vue ici que les productions macroscopiques, véritables tumeurs gommeuses, les productions microscopiques constituant une des variétés de la méningo-myélite.

Les tumeurs gommeuses peuvent se développer dans les méninges, dans la moelle, ou, simultanément, dans les méninges et dans la moelle.

Les *gommes méningées* sont solitaires ou multiples.

Solitaires, elles se présentent sous l'aspect de tumeurs parfois volumineuses, développées dans la dure-mère ou la comprenant dans leur formation; elles englobent les racines nerveuses, remplissent le canal rachidien et compriment la moelle (cas de Westphal, de Rosenthal). Dans une observation de Zambaco, la masse gommeuse entourait complètement et comprimait la moitié inférieure de la région dorsale et toute la région lombaire.

C'est dans ces formations étendues aux trois méninges et formant parfois une enveloppe complète à l'axe nerveux qu'il faut voir le point de départ des pachyméningites que nous étudierons à propos de la sclérose.

Multiples, les gommes méningées sont semées sur les enveloppes sous forme de tumeurs de la dimension d'un grain de mil à celle d'un pois ou d'une noisette

(Moxon, Le Petit). Dans certains cas, elles constituent une véritable éruption de nodules miliaires, et il est très difficile de décider si on a affaire à des gommes ou à des granulations tuberculeuses (Baumgarten, F. Pick).

La *gomme médullaire* atteint le volume d'un haricot (Mac Dowell) ou d'une noisette (E. Wagner). Elle présente un aspect jaunâtre ou blanc bleuâtre, avec un centre jaunâtre ; elle est riche en suc ou offre une consistance fibro-cartilagineuse. Autour d'elle, la moelle paraît intacte ou légèrement ramollie ou congestionnée.

La *gomme méningo-médullaire* a été rencontrée par Wilks, W. Osler, Hanot et H. Meunier. Nous en avons observé un cas intéressant, dont voici la description résumée (1) :

A l'examen macroscopique, il existait dans la région dorsale de la moelle un dépôt jaunâtre faisant saillie à la surface du cordon antérieur gauche et englobant deux racines antérieures superposées. Ce dépôt était consistant et ne donnait aucun suc sur la coupe ; il apparaissait comme une tumeur jaunâtre, caséeuse, qui débordait l'organe en avant et pénétrait le cordon antérieur jusqu'au voisinage de la corne antérieure. Dans les préparations histologiques, on avait l'image d'une masse gommeuse presque entièrement nécrosée qui se confondait avec la moelle, envahissant tout le cordon antérieur. Quelques traînées fibreuses emprisonnées dans le tissu malade représentaient les vestiges de la pie-mère. Le sillon médian antérieur, étroit, en partie symphysé, en partie comblé par des cellules rondes, servait en dedans de limite à la néoformation. En avant de ce sillon, l'artère et la veine spinales antérieures étaient noyées dans un prolongement de l'infiltration gommeuse ; ces vaisseaux présentaient des altérations de leurs trois tuniques et étaient complètement oblitérés. En arrière, la masse gommeuse poussait des prolongements dans la corne antérieure, méconnaissable, dont les vestiges étaient représentés par un tissu infiltré, sillonné de nombreux capillaires dilatés et gorgés de sang, et par des noyaux volumineux, entourés d'un mince corps protoplasmique sans prolongements.

Il est impossible de ne pas rapprocher de cette obser-

(1) G. Lion, *Loc. cit.*

vation le fait de sclérose limitée des méninges et de la moelle, dû à Charcot et Gombault, et que nous utiliserons pour la description de la sclérose syphilitique. Il semble que la forme et la distribution des lésions soient calquées les unes sur les autres dans les deux cas, et il n'est pas douteux qu'on ait sous les yeux, dans le second, la cicatrice d'une formation semblable à celle qui se trouve encore à l'état de gomme dans le premier.

On rencontre, du reste, des formes mixtes dans lesquelles la gomme et la sclérose évoluent côte à côte. Une observation de Jurgens est particulièrement remarquable à ce point de vue : on y trouve réunies les gommes macroscopiques et microscopiques, l'infiltration embryonnaire diffuse et la sclérose.

MÉNINGO-MYÉLITE SYPHILITIQUE

La méningo-myélite syphilitique affecte deux formes différentes, suivant que la méningite prédomine et commande le processus anatomique ou que les lésions vasculaires prennent le pas sur la méningite et déterminent des destructions souvent considérables de l'axe nerveux.

La première de ces formes, la méningo-myélite embryonnaire diffuse (gomme en nappe, infiltration gommeuse), se rapproche de la gomme. C'est une lésion microscopique, mais essentiellement caractérisée par ce fait que la néoformation qui envahit la pie-mère et ses prolongements est assez considérable pour pouvoir occasionner à elle seule, en dehors de tout ramollissement d'ordre vasculaire, l'apparition de désordres mortels. La seconde forme, la méningo-myélite à lésions vasculaires prédominantes (méningo-vascularite), se distingue par la distribution de l'infiltration méningée, qui, cantonnée surtout autour des vaisseaux, ne prend en aucun point les proportions d'une masse néoplasique et n'amène des troubles sérieux qu'en produisant la périvascularite et la thrombose artérielle. A ce titre elle se rapproche de l'artérite. Mais l'infiltration de la méninge, si discrète qu'elle soit, la présence d'un exsudat sous-pie-mérien et surtout l'extension de la lésion à l'ensemble des vaisseaux de la pie-mère en font une maladie de la membrane nourricière de la moelle tout entière. Il en est de la méningite syphilitique comme de la méningite tuberculeuse, qui souvent prédomine ou même s'épuise entièrement le long des vaisseaux.

Aussi bien il n'y a pas de limite nettement tranchée entre les deux variétés ; les troubles de la circulation et leurs conséquences peuvent se rencontrer dans la méningo-myélite embryonnaire diffuse, et il existe des cas intermédiaires dans lesquels le degré de l'infiltration est tel qu'on ne saurait les classer d'une façon absolue dans l'une ou l'autre d'entre elles.

MÉNINGO-MYÉLITE EMBRYONNAIRE DIFFUSE.

La méningo-myélite embryonnaire diffuse (*gomme en nappe, infiltration gommeuse, myélite syphilitique à infiltration lymphoïde de Nageotte et Riche*), lésion primitive et jeune, ne s'observe que dans les cas qui entraînent rapidement la mort. On compte de quelques jours à un et cinq mois entre le début des troubles moteurs et la terminaison fatale dans les observations qui vont nous servir à en tracer la description (cas de Greiff, de Gilbert et Lion, de Siemerling, de Lamy).

Caractères macroscopiques. — Le plus souvent, la méningo-myélite embryonnaire diffuse ne s'accuse par aucune lésion appréciable à l'œil nu. Les méninges paraissent absolument saines ou ne présentent que quelques traces d'exsudat blanchâtre disposé sous forme de stries et perceptible seulement à un examen minutieux. La substance médullaire ne présente rien de notable ; c'est tout au plus si on signale quelquefois un peu de congestion de la substance grise ou une diminution très légère ou même douteuse de la consistance.

Ordinairement, les lésions des enveloppes ne deviennent visibles qu'à un stade plus avancé, lorsqu'elles ont subi un commencement de transformation fibreuse, ou encore lorsqu'elles s'accompagnent de la production de foyers gommeux. On a alors affaire à une forme mixte qui sert de terme de passage entre les diverses variétés de méningo-myélites embryonnaire, scléreuse et scléro-gommeuse.

Exceptionnellement, on trouve, comme dans un cas de Siemerling, un foyer de ramollissement étendu.

Caractères microscopiques. — C'est au microscope

à un faible grossissement, que la lésion apparaît avec son aspect vraiment caractéristique. La pie-mère se montre épaissie, infiltrée de cellules rondes vivaces, vivement colorées par les réactifs, qui se pressent en amas compacts les unes contre les autres et remplissent les mailles du réseau fibreux constitutif de la méninge.

Cette infiltration peut rester limitée à une portion de l'axe spinal ; le plus souvent elle en occupe toute la hauteur, jusqu'au bulbe. Elle lui forme un manchon complet, mais dont l'épaisseur varie considérablement d'une région à l'autre et même suivant les différents points de la circonférence de l'organe. Ainsi peut-elle prendre par places un développement considérable et donner naissance à de véritables gommes microscopiques ou miliaires.

Au milieu de l'infiltration spécifique, les vaisseaux apparaissent altérés. Si l'on considère les vaisseaux de gros et de moyen calibre, on est frappé, dans le plus grand nombre des cas, par le contraste qui existe entre la lésion très accentuée de toutes les veines et l'intégrité des artères principales (Siemerling, Lamy). Tandis que celles-ci sont saines ou ne présentent qu'un très léger degré de périartérite et plus rarement d'endartérite, celles-là sont envahies par l'infiltration qui s'étend à toutes les tuniques et donne à la paroi une épaisseur cinq et six fois plus considérable qu'à l'état normal. Il en résulte nécessairement une réduction de la lumière vasculaire, mais cette dernière est plutôt la conséquence d'une endophlébite qui existe sur la plupart des veines et en entraîne souvent l'oblitération complète.

Quant aux vaisseaux de petit calibre auxquels la pie-mère sert plus spécialement de soutènement, c'est autour d'eux que s'agglomèrent principalement les cellules rondes. Ils forment comme autant de centres de prolifération d'où l'infiltration diffuse dans la pie-mère. Les tuniques dissociées par les éléments embryonnaires sont considérablement augmentées d'épaisseur. Les lumières sont ordinairement étroites par rapport aux dimensions des parois, quelques-unes mêmes sont complètement oblitérées (Gilbert et Lion). Rarement on trouve quelques amas périvasculaires plus nettement limités, possédant parfois une cellule géante typique et offrant l'aspect d'une granulation spécifique (Lamy).

De la pie-mère spinale, l'infiltration spécifique se

propage aux nombreux prolongements qui partent de la face interne de la méninge pour pénétrer dans la moelle, ainsi qu'à ceux qu'elle fournit aux nerfs rachidiens et qui en constituent le névrilème.

Le double prolongement qui occupe le sillon médian antérieur est ordinairement très altéré et contient d'innombrables cellules rondes.

L'unique prolongement du sillon médian postérieur est moins lésé.

Quant aux prolongements de moindre importance qui, partis de la face profonde de la pie-mère, pénètrent dans la moelle pour en former le squelette conjonctif, ils se montrent presque tous plus ou moins modifiés. Tantôt les parois des vaisseaux qu'ils contiennent sont seules infiltrées de cellules rondes ; tantôt, en même temps que les parois vasculaires, le tissu conjonctif qui les constitue est envahi par les mêmes éléments. Ces lésions sont à leur maximum à la périphérie de la moelle, au niveau de l'attache à la pie-mère des prolongements internes. Elles vont en diminuant à partir de ce point vers la substance grise, au sein de laquelle l'infiltration des parois vasculaires par les cellules rondes est à son minimum (Gilbert et Lion). Dans quelques cas, l'infiltration diffuse de ces prolongements dans les interstices des tubes nerveux de la substance blanche et forme à la périphérie de l'organe, où elle est plus marquée, une zone marginale. D'autres fois, elle se condense en un point de la périphérie de la moelle, et, suivant les mêmes prolongements, elle pénètre comme un coin à des profondeurs variables. Elle forme ainsi un véritable épaississement gommeux dont le centre peut même être en état de nécrobiose (Siemerling).

En dehors des points d'attache des prolongements internes, la face interne de la pie-mère est, dans certains cas, séparée de la moelle par un exsudat granuleux contenant un nombre plus ou moins grand de cellules rondes ; cet exsudat peut prendre sur quelques points l'aspect fibrillaire de la fibrine réticulée (Gilbert et Lion).

Du côté des racines antérieures et postérieures, l'infiltration embryonnaire envahit d'abord le périnèvre. A un degré plus prononcé, l'endonèvre est intéressé. Les cellules rondes, comme dans la pie-mère, s'amassent d'abord autour des vaisseaux. L'intensité de la prolifération est très variable ; en certains points il existe de véritables nodules gommeux. Dans les faisceaux où le périnèvre est seul atteint, les tubes nerveux sont sains. Dans ceux où les productions morbides sont plus profondes, ils ont plus ou moins souffert. En certains points ils ont complètement disparu. Ces altérations des racines s'accompagnent de dégénérescence secondaire des cordons postérieurs (Greiff, Siemerling).

La substance médullaire peut présenter des altérations de nature et d'intensité variables.

Dans un grand nombre de cas, on ne trouve rien d'appréciable en dehors des prolongements de l'infiltration méningée. Entre ces prolongements, la substance nerveuse est intacte, ou, quand à leur niveau se forment des productions assez considérables, les fibres nerveuses sont refoulées, comprimées et détruites mécaniquement. La lésion ainsi produite est surtout prononcée à la périphérie, mais elle s'enfonce comme un coin plus ou moins profondément et peut atteindre, comme nous l'avons vu, la substance grise. Plus rarement, on découvre, en plein faisceau blanc, de petits nodules embryonnaires indépendants de la production morbide qui intéresse la pie-mère et séparés d'elle par une bande de tissu sain (Gilbert et Lion, Siemerling).

En dehors de ces lésions, qui sont de même nature que l'affection méningée et sont, pour la plupart, en rapports de continuité avec elle, on peut rencontrer des altérations qui en diffèrent complètement et en semblent au premier abord absolument indépendantes. Ce sont de petits foyers de dégénérescence, des exsudats colloïdes et homogènes, ou même des foyers étendus de ramollissement.

Les petits foyers de dégénérescence ont été rencontrés par M. Hayem et M. Lamy. Ils se présentent sous l'aspect de petits territoires microscopiques situés dans les faisceaux blancs, les uns superficiellement au voisinage de la méninge, les autres, en plus grand nombre, dans la profondeur et jusqu'au contact de la substance grise. Ils sont de forme ovalaire, à grand diamètre dirigé dans le sens des septa partis de la pie-mère. Ils sont constitués par des groupes de vingt, trente, quarante tubes nerveux en voie de destruction, et dont quelques-uns même ont complètement disparu, laissant comme vestiges de simples trous à l'emporte-pièce. Ils sont indépendants les uns des autres, comme il est facile de s'en rendre compte sur les coupes en série. Véritables foyers de myélite pour les uns (Hayem, Lamy), ils sont pour d'autres la conséquence de la vascularite et représentent le premier degré du ramollisse ment ischémique.

Les ramollissements étendus sont rares dans la forme actuelle. Siemerling signale dans un fait la destruction totale d'une moitié de la moelle. Il admet que la production de cette lésion est due soit à la fonte d'un tissu gommeux, soit à la résorption d'un foyer hémorragique, soit même à ces deux causes à la fois. Il est encore possible qu'il ne s'agisse là que d'un ramollissement d'ordre vasculaire, les deux variétés de méningo-myélite se trouvant ainsi réunies sur la même moelle.

Les exsudats colloïdes ou homogènes ont été décrits par M. Hayem, Greiff et M. Lamy. Ils remplissent la gaine des vaisseaux ou forment des plaques à contours irréguliers en pleine substance blanche, mais se rencontrent également dans la substance grise et s'accompagnent alors de lésions graves des cellules nerveuses (Lamy). Ils sont dus très certainement à la stase résultant de l'oblitération des veines du système spinal antérieur dont les artères restent perméables (Greiff, Lamy).

MÉNINGO-MYÉLITE A LÉSIONS VASCULAIRES PRÉDOMINANTES.

La méningo-myélite à lésions vasculaires prédominantes (*méningo-vascularite de Dejerine et Sottas, périartérite et périphlébite syphilitiques*), offre les caractères anatomo-pathologiques suivants : *A l'examen macroscopique*, l'affection s'accuse par l'existence sur l'axe nerveux d'un ou de plusieurs foyers de ramollissement. Ceux-ci siègent le plus souvent au niveau des régions dorsale, lombaire ou dorso-lombaire. Tantôt ils occupent une plus ou moins grande étendue de la surface de section de la moelle, tantôt ils offrent l'aspect d'îlots limités semés dans les substances blanche et grise.

Quand ils sont étendus, on n'en trouve guère plus de deux occupant des régions différentes. A leur niveau, la pie-mère est congestionnée, la substance nerveuse déformée, aplatie, ou, au contraire, comme gonflée. Sur les coupes transversales, l'aire ramollie offre un siège et une forme variables. Elle peut siéger à la périphérie, laissant entre elle et la substance grise une zone de substance blanche intacte (forme marginale) ; d'autres fois, elle occupe simultanément les deux substances, qui se confondent complètement entre elles.

Les foyers limités sont, au contraire, plus ou moins nombreux. Ils sont souvent assez peu étendus pour n'être reconnaissables à l'œil nu qu'après l'action du liquide de Müller ou du bichromate. Ils coexistent parfois avec un foyer plus étendu qui détruit presque complètement l'organe sur un autre point.

A l'examen microscopique, la pie-mère, à distance des vaisseaux, n'offre qu'un épaississement très modéré. L'infiltration embryonnaire y est discrète et ne donne en aucun cas l'impression d'un tissu de gomme diffuse. Elle peut même manquer presque complètement. On rencontre, parfois, dans l'interstice des fibres qui constituent la pie-mère et dans l'espace sous-pie-mérien, un exsudat analogue à celui que nous avons décrit dans la variété précédente. La prolifération embryonnaire ne se propage pas le long des prolongements que la méninge envoie dans la moelle, et qui n'offrent d'altération que là où ils montrent la coupe d'un capillaire.

Dans le voisinage des vaisseaux, l'aspect est tout différent. La pie-mère devient le siège d'un épaississement considérable en rapport avec l'infiltration des parois vasculaires et du tissu environnant.

Au niveau des vaisseaux de gros calibre, ici comme dans la forme précédente, les lésions veineuses sont prédominantes (Goldflam, Sottas). Elles consistent dans une infiltration qui débute manifestement par la couche externe, mais ne tarde pas à envahir toute la paroi. En quelques points, les éléments se tassent et forment une masse gommeuse dont le centre se nécrose. L'épaississement de la paroi est suivi de rétrécissement de la lumière de la veine, qui prend la forme d'une simple fente. Souvent l'oblitération est complète. Elle peut se faire par thrombose ou par le simple progrès de l'hypertrophie pariétale. Quelquefois, déjà à cette période, apparaissent, dans les parois transformées, de nombreuses lumières qui constituent un système de vascularisation secondaire (Goldflam).

Les gros troncs artériels sont relativement peu malades et semblent même pour quelques-uns presque normaux. Ici encore le processus débute manifestement par la tunique externe. La tunique moyenne semble opposer une barrière infranchissable à l'inflammation (Sottas). La tunique interne est un peu plus épaisse que normalement. Dans quelques cas, cette endartérite s'exagère ; l'altération offre alors ordinairement la disposition segmentaire, et on trouve l'artère principale obstruée en un ou plusieurs points de son trajet.

Tous les vaisseaux de petit calibre sont atteints. Ils ont, aussi bien dans la moelle que dans la pie-mère, des parois énormément épaissies. L'infiltration embryonnaire a envahi complètement les trois tuniques, elle en voile la structure et rend impossible toute distinction entre les veinules et les artérioles. Toujours plus prononcée dans l'adventice et dans l'espace périvasculaire, elle se condense parfois pour dessiner des gommes miliaires (Goldflam, Sottas) au centre desquelles on aperçoit exceptionnellement une cellule géante (Sottas). Dans certains cas, l'endartère est plus ou moins épaissie et le vaisseau apparaît constitué par une large couche fibrillaire interne entourée d'une zone de cellules rondes (Goldflam). L'accroissement des tuniques artérielles amène inévitablement le rétrécissement progressif de la lumière centrale. Sur beaucoup de vaisseaux, l'oblitération est complète ; elle est la conséquence soit de l'extension immodérée de l'infiltration, soit de la thrombose, soit de l'endartérite et de la prolifération des cellules endothéliales (Goldflam).

Dans la substance nerveuse, principalement dans la substance grise, surtout au niveau des zones de ramollissement, un certain nombre de vaisseaux apparaissent distendus et gorgés de sang. Autour d'eux existent de nombreuses suffusions sanguines, parfois assez volumineuses pour être visibles à l'œil nu. Souvent alors on trouve dans les tuniques vasculaires des amas de granulations de pigment hématique (Goldflam).

Les altérations de la substance médullaire sont diffuses ou disséminées sous forme de foyers circonscrits. Diffuses, elles sont plus ou moins étendues, se cantonnent parfois dans la région marginale ou détruisent une portion variable de l'organe. Limitées, elles se présentent comme des triangles à bases tournées vers la périphérie, des ovoïdes, ou des zones irrégulières surtout nombreuses dans la partie marginale de la substance blanche, mais pouvant également siéger profondément et s'avancer jusqu'au voisinage de la substance grise.

Le ramollissement ischémique est ici la lésion essentielle.

Dans la substance blanche, les cylindraxes sont gonflés, énormes ; autour d'eux la myéline est réduite en fines granulations ou complètement détruite et remplacée par des corps granuleux. A un stade plus avancé, le cylindraxe disparaît à son tour et l'emplacement du tube nerveux est marqué par une perte de substance.

La névroglie tantôt est dégénérée et transformée en une substance granuleuse semée de noyaux peu colorables, tantôt a subi un épaississement marqué et a pris l'aspect d'un réseau à larges trabécules bordées de nombreux noyaux dont les mailles sont vides ou contiennent des masses granuleuses. La substance grise, dans les formes graves, diffuses, est le siège d'une désorganisation profonde. Les cellules ganglionnaires sont gonflées, arrondies, vitreuses ou granuleuses et plus ou moins réduites de volume. Les prolongements en sont détruits en partie ou en totalité. La plupart d'entre elles n'ont plus de noyau ni de nucléole. Un grand nombre ont complètement disparu. La névroglie est désagrégée, parcourue par des vaisseaux parfois énormément dilatés, parsemée de foyers d'hémorragies capillaires ou d'exsudats interstitiels. En dehors de ces lésions de ramollissement, il existe des dégénérescences secondaires, mais, souvent, dans ces cas à évolution rapide, discrètes et limitées aux faisceaux de Goll.

Les racines nerveuses présentent des altérations de leurs enveloppes et de leurs vaisseaux. Les parois des vaisseaux sont épaissies et infiltrées, et la lésion peut aller jusqu'à la formation de nodules gommeux et l'oblitération complète. Le périnèvre et l'endonèvre sont le siège d'une prolifération tantôt à peine marquée, tantôt considérable de cellules rondes. Les faisceaux nerveux peuvent être intacts ou presque totalement détruits suivant les cas. Mais le fait remarquable, c'est que, quand ces derniers sont largement atteints, leurs altérations sont presque exclusivement en rapport avec l'infiltration des méninges et des enveloppes nerveuses, tandis que les troubles circulatoires ne paraissent jouer ici qu'un rôle effacé.

ENDARTÉRITE SYPHILITIQUE

La description précédente nous montre la syphilis s'attaquant à la trame vasculaire tout entière et donnant naissance à une infiltration gommeuse qui pénètre et dissocie les différentes tuniques de dehors en dedans et finit par rétrécir et souvent par obstruer la lumière des artères et des veines. A côté de l'infiltration des parois, nous avons rencontré, dans quelques cas, un degré plus ou moins prononcé d'endartérite, mais si cette dernière était la cause réelle de l'oblitération d'un certain nombre de vaisseaux, elle ne constituait pas la lésion principale.

Il en est autrement dans quelques faits rapportés par Möller et Goldflam où les lésions apparaissent avec les caractères de l'endartérite syphilitique telle que l'a décrite Heubner.

L'observation de Möller est la plus remarquable, parce qu'elle montre le type dans toute sa pureté. Il s'agit d'un syphilitique mort dans le marasme deux mois après le début d'une paraplégie bientôt suivie de décubitus acutus et d'escarres multiples.

Inappréciables à l'état frais, les lésions n'apparurent qu'après un séjour de la moelle dans le liquide de Müller, sous forme de taches ou de stries gris jaunâtre, surtout nombreuses dans les parties postérieures des cordons latéraux, au niveau de la moitié supérieure de la région dorsale. Au-dessus et au-dessous de cette région existaient les altérations caractéristiques des dégénérescences secondaires ascendantes et descendantes.

Au microscope, on constate des lésions des vaisseaux périphériques et de la substance blanche de la moelle.

L'altération des artères présente plusieurs degrés, depuis le simple épaississement jusqu'à l'oblitération complète.

A son premier degré, l'épaississement porte sur la tunique interne, qui est alors constituée par un tissu granuleux englobant des cellules dont quelques-unes sont fusiformes.

A un stade plus avancé, les cellules deviennent toutes fusiformes et se rangent concentriquement au sein d'une substance fibrillaire.

A mesure que le processus progresse, les cellules diminuent de nombre, le tissu interstitiel perd sa striation et devient uniforme. Même quand l'endartérite est très prononcée, les autres tuniques sont encore saines, la tunique élastique est conservée, la musculeuse avec ses vaisseaux est bien limitée, l'adventice est normale. Ce n'est que peu à peu, à mesure que l'oblitération vasculaire tend à se compléter, que les limites entre les différentes tuniques finissent par se perdre. La membrane élastique n'est plus plissée ou, parfois, le vaisseau malade présente deux membranes élastiques dont la plus interne, surajoutée, siège sous l'endothélium. La musculeuse devient granuleuse, les noyaux sont moins distincts. L'adventice seule est saine.

En dernier lieu, quand l'artère est complètement oblitérée, on trouve, en dedans de la tunique élastique plus ou moins désorganisée, une partie centrale sans structure, contenant des cellules clairsemées qui font parfois défaut, ou, si la tunique élastique est complètement détruite, un thrombus central, hyalin, entouré de quelques noyaux allongés, vestiges de la musculeuse disparue. En dehors, l'adventice apparaît avec son épaisseur normale; exceptionnellement, elle est le siège d'une prolifération cellulaire discrète. Ces lésions artérielles sont segmentaires; sur des coupes très minces, en série, on peut suivre un vaisseau et voir augmenter progressivement l'épaississement jusqu'à l'oblitération complète.

Dans les veines, c'est aussi la tunique interne qui est affectée. Entre l'endothélium et l'adventice, on trouve une couche sans structure. Dans quelques veines, cette dernière présente une striation concentrique

Sur les coupes perpendiculaires des vaisseaux oblitérés (veines ou artères) existent quelquefois de petits vaisseaux de nouvelle formation qui siègent généralement à la place où existait antérieurement la musculeuse, ou un peu en dedans. La pie-mère est normale, le vaisseaux seuls y sont altérés.

Les lésions de la substance nerveuse consistent en une nécrose ischémique consécutive à l'obstruction vasculaire. Ici les filets nerveux sont complètement détruits, là ils offrent tous les aspects de la désorganisation : gaines de myéline variqueuses, transformées en amas fusiformes creusés de vacuoles, ou entièrement disparues; cylindraxes dénudés, hypertrophiés, tordus, en zigzags, en tire-bouchons, ou réduits en tronçons renflés en battant de cloche.

La névroglie se développe et prend la place de la substance nerveuse dégénérée ; elle forme un réseau dont les mailles sont remplies de cellules graisseuses, parfois réunies en amas volumineux.

RAMOLLISSEMENT SYPHILITIQUE PRIMITIF

Le ramollissement médullaire s'est offert à nous jusqu'ici comme la complication habituelle de la méningo-myélite à lésions vasculaires prédominantes et de l'endartérite. Peut-il encore se montrer à la suite de troubles circulatoires purement dynamiques, à l'état primitif, pourrait-on dire? C'est un fait qui paraît actuellement nettement démontré.

En 1889, nous avons proposé d'admettre une pareille forme que nous désignions du nom de *myélite hyperémique et nécrobiotique syphilitique.*

Nous en trouvions un exemple dans une observation de Julliard avec examen microscopique de M. Pierret. Ce dernier observateur avait été frappé par la dilatation énorme des vaisseaux au niveau du foyer de ramollissement. Cette dilatation était telle que les plus fins d'entre les capillaires étaient devenus visibles et que leur nombre semblait augmenté. S'appuyant sur ce fait, il s'était cru autorisé à admettre que la destruction rapide des éléments était liée à la paralysie vasculaire.

Pour appuyer cette opinion, nous en avions rapproché le fait suivant : Jarisch, ayant observé plusieurs fois, au début de la syphilis, une exagération des réflexes tendineux et cutanés et la disparition du phénomène par le traitement spécifique, eut l'idée d'examiner la moelle d'un malade mort à la période secondaire de l'infection. A la partie inférieure de la région dorsale, il constata l'existence d'une vascularisation énorme de la substance grise, et, par places, de petits foyers hémorragiques.

La substance grise présentait des altérations en rapport avec cette hyperémie : Réseau névrologique très épaissi, cellules nerveuses gonflées et comme remplies de liquide, quelques-unes, atrophiées, réduites au noyau entouré des vestiges du protoplasma (1).

MM. Nageotte et Riche admettent l'existence de cette forme qu'ils décrivent sous le nom de *myélite syphilitique aiguë vaso-paralytique* et dont ils donnent la description suivante, accompagnée de figures histologiques démonstratives.

A l'examen macroscopique, on trouve le plus souvent un seul foyer étendu et reconnaissable à l'augmentation de volume et à la diminution de consistance de la moelle. Ce foyer devient surtout visible après durcissement dans le formol ou le bichromate, les limites en sont alors très nettes, il tranche sur le tissu sain par son opacité, sa coloration différente, l'aspect de ses vaisseaux dilatés et gorgés de sang, la difficulté qu'on éprouve à distinguer à son niveau la substance grise de la substance blanche.

Au microscope, sur les coupes colorées par la méthode de Weigert, on apprécie bien la forme et l'étendue des foyers, au niveau desquels la myéline a disparu et s'est transformée en une émulsion à peine colorée par l'hématoxyline. Les vaisseaux, dont les parois ne présentent qu'une infiltration cellulaire insignifiante, offrent une dilatation vaso-paralytique parfois énorme; le sang dont ils sont gorgés renferme de nombreux polynucléaires. Cette congestion avec stase leucocytique a été également

(1) MM. Ravaut et Ponselle (Recherches sur la présence du spirochète pallida dans le système nerveux de l'homme, *Soc. méd. des hôpit.* 13 déc. 1907) ont décrit dans deux cas de syphilis héréditaire et dans deux cas de syphilis acquise, à la période secondaire, une épendymite caractérisée par une dilatation du canal central de la moelle, une hypertrophie et une multiplication des cellules de l'épendyme et une prolifération de la névroglie périépendymaire. Dans les noyaux des cellules de l'épendyme et dans ceux des cellules de la névroglie ils ont constaté la présence du spirochète pallida. Cette épendymite leur semble être une des premières étapes que franchit le spirochète dans l'envahissement du système nerveux chez l'homme. — Dans une note (A propos de la communication de MM. Ravaut et Ponselle, *Soc. méd. des hôp.*, 27 déc. 1907), M. J. Nageotte met en garde contre une interprétation trop hâtive des figures plus ou moins semblables à celles du spirochète que l'on peut rencontrer dans les noyaux des cellules nerveuses et rappelle que S. R. Cajal a observé des formations analogues à l'aide de la méthode à l'argent réduit dans les grains du cervelet du lapin, dans les cellules funiculaires de la moelle du chat, etc.

vue par Gasne sur la moelle de fœtus syphilitique; elle a été décrite par Hudelo dans le foie syphilitique et considérée par lui comme le stade initial du processus spécifique. Un exsudat colloïde ou homogène s'infiltre dans tous les interstices en noyant les éléments histologiques, forme de grosses flaques périvasculaires et s'étale en couche mince entre la pie-mère et la moelle.

La destruction de la gaine de myéline qui subit la dégénérescence granuleuse est suivie de la formation d'abondants corps granuleux ou corpuscules de Glüge disséminés dans toute l'étendue du foyer de myélite, plus dense dans la gaine lymphatique des vaisseaux. Beaucoup de tubes nerveux sont dilatés et donnent, sur la coupe transversale, l'aspect de vacuoles claires dans lesquelles on aperçoit les cylindraxes. Ceux-ci, une fois dénudés, se gonflent, se ramollissent, puis disparaissent. Par places, malgré la dénudation, ils sont à peine altérés et forment un pointillé entre les corps granuleux.

Cette désintégration de la myéline s'est faite avec une très grande rapidité; elle est déjà complète, tandis que la myéline commence à peine à se fragmenter dans les foyers de dégénérescence secondaire.

La névroglie trahit d'abord sa souffrance par un gonflement des cellules qui forment des plaques irrégulières, quelquefois volumineuses et dont les noyaux peuvent entrer en prolifération. Les fibres noyées dans l'exsudat interstitiel sont difficiles à apercevoir; elles résistent longtemps.

Dans les phases de régression, les fibrilles de la névroglie reparaissent en grand nombre; elles vont servir à l'édification de la sclérose consécutive. Cette réaction névroglique se manifeste d'abord dans le tissu sain, au pourtour du foyer.

A côté de cette nécrose élective des éléments nerveux caractérisée par ce fait que les vaisseaux sanguins et la névroglie continuent à vivre et que l'on n'y observe pas d'espace où la colorabilité des noyaux soit abolie, on rencontre dans certains cas une forme de ramollissement qui consiste dans la mort brusque d'une portion du tissu enflammé. Il se forme une escarre à bords irréguliers mais nets dans laquelle les éléments sont arrêtés dans leur évolution morbide au point où ils étaient arrivés lorsque la mort les a saisis. Ils prennent une consistance friable qui fait que la coupe à leur niveau présente un aspect craquelé; leurs aptitudes colorantes sont changées et les noyaux sont réfractaires à toute coloration élective. Cette nécrose frappe les vaisseaux et les nerfs en même temps que les éléments nerveux. Il est vraisemblable qu'il s'agit là d'une nécrose par arrêt de la circulation à la suite d'une thrombose survenue dans le territoire vasculaire, au centre du foyer inflammatoire.

A une période plus avancée, les escarres disparaissent et laissent à leurs places des cavités anfractueuses remplies de corps granuleux. Ces cavités disséminées dans le foyer de myélite tranchent par leur aspect crayeux sur le reste du tissu.

SCLÉROSE SYPHILITIQUE

Les lésions précédentes sont des lésions jeunes, rencontrées chez des sujets morts peu après l'apparition des phénomènes myélopathiques. Elles ne sauraient être étudiées, dans leur pureté tout au moins, que dans les faits où, par suite de leur intensité ou de leur étendue, elles entraînent rapidement une issue fatale. Quand elles sont moins graves ou que le traitement spécifique intervient à temps, on peut les voir soit rétrocéder et guérir, soit passer à l'état chronique.

Dans ce dernier cas, elles aboutissent toutes à la sclérose : elles représentent les premières étapes d'un processus dont cette dernière est le terme ultime.

Ainsi la sclérose apparaît-elle le plus souvent comme une lésion secondaire, consécutive. Elle hérite des formes initiales la participation des méninges au processus anatomique. Dans l'extrême majorité des cas, cette participation se limite aux membranes les plus internes, il y a seulement lepto-myélite, et ainsi se trouve constituée la forme ordinaire de la myélite syphilitique chronique, celle qui nous occupera plus particulièrement, la *méningo-myélite scléreuse*.

Mais il existe un certain nombre d'observations dans lesquelles la lésion intéresse les trois méninges et représentent des exemples non douteux de *Pachyméningite syphilitique*.

Enfin, dans certains cas la sclérose a paru se montrer

sous forme d'une *lésion primitive* créée d'emblée par la syphilis; l'existence de la sclérose syphilitique primitive paraît encore discutable à certains auteurs.

MÉNINGO-MYÉLITE SCLÉREUSE.

Aspect macroscopique. — La lésion occupe le plus souvent la région dorsale à sa partie supérieure, moyenne ou inférieure, sur une hauteur de 1 à 3 centimètres, correspondant à une, deux ou trois paires rachidiennes.

Elle offre ordinairement l'aspect d'un foyer de sclérose transverse et diffuse, mais elle est quelquefois partielle, circonscrite.

L'observation de Charcot et Gombault est un bel exemple de cette dernière forme. Au niveau des racines de la troisième paire dorsale du côté gauche, sur une étendue d'un centimètre environ, la partie latérale de la moelle, légèrement renflée, formait une nodosité, et le doigt promené à la surface de l'organe dans cet endroit sentait une induration. L'arachnoïde épaissie englobait les racines nerveuses correspondantes et les appliquait sur cette sorte de tumeur. Des coupes transversales pratiquées à diverses hauteurs sur la moelle montraient que, dans toute la moitié gauche de l'organe, le tissu nerveux avait pris une coloration gris rosé uniforme. Il était impossible de distinguer la substance grise de la substance blanche.

Lorsqu'il existe un foyer de sclérose transverse, il s'accuse par une modification plus ou moins marquée de l'aspect extérieur de la moelle. La pie-mère est parfois normale, souvent simplement congestionnée, parfois dépolie et épaissie. Exceptionnellement, elle adhère à la dure-mère, mais sur une étendue toujours très restreinte.

La coloration du segment malade est rougeâtre, gris rosé ou grisâtre. La forme en est souvent altérée; le contour de la moelle est irrégulier, les commissures sont déviées.

Le plus souvent, la consistance est augmentée et le palper permet à lui seul de reconnaître l'existence d'une sclérose diffuse et totale. A la coupe, sur les sections transversales, la configuration générale est plus ou moins modifiée : tantôt les deux substances sont encore distinctes, et la substance grise apparaît congestionnée, offrant une certaine tendance à s'effondrer au milieu de la substance blanche; tantôt elles sont entièrement confondues dans un même tissu pathologique.

Au-dessus et au-dessous du foyer principal, on constate les dégénérescences secondaires de toute lésion transverse assez étendue.

Étude microscopique. — Distribution de la sclérose. — Etudiée à un faible grossissement, la sclérose apparaît inégalement et diversement distribuée.

Le plus souvent, elle est diffuse et totale. Le cas de M. Lamy est un exemple typique de cette variété. Il existait dans la substance blanche deux larges territoires de forme triangulaire, à base élargie et contiguë à la pie-mère. L'un d'eux, le plus étendu, occupait les cordons postérieurs et envahissait la corne postérieure. Dans tout le reste de la substance blanche se montrait une sclérose diffuse, mais moins intense ; une petite région des cordons antérieurs seule était intacte. La substance grise était tellement déformée qu'il fallait une recherche attentive pour en reconnaître les différentes parties.

Moins fréquemment la sclérose diffuse affecte une forme annulaire, marginale. Elle occupe la périphérie de la moelle et s'étend plus ou moins profondément vers le centre de l'organe, laissant, entre elle et la substance grise, une bande de substance blanche irrégulière et parfois très mince.

La sclérose se rencontre encore sous l'aspect de petites plaques disséminées. Nous avons vu que, dans le cas de Möller, un développement de la névroglie commençait à se faire au niveau des petites zones de ramolissement. Dans un cas de Schmauss on trouvait de petites taches de sclérose irrégulièrement disséminées dans les cordons blancs.

Enfin, la sclérose peut se présenter sous la forme de territoires ou foyers limités, plus ou moins circonscrits, comme dans le cas de Charcot et Gombault.

Caractères histologiques du tissu de sclérose. — Du côté des méninges, les lésions sont d'intensité variable. Elles sont parfois très prononcées. Dans le cas de Charcot et Gombault, la pie-mère et l'arachnoïde étaient intimement confondues avec le cordon latéral gauche, transformé en un faisceau fibreux vertical.

Dans d'autres cas, la pie-mère apparaît beaucoup moins touchée. Elle est modérément épaissie par suite du développement de nombreuses cellules rondes dans les interstices des lames fibreuses qui la constituent et qui ne sont pas autrement hypertrophiées. L'infiltration embryonnaire offre, du reste, une intensité variable et présente souvent très peu d'importance. La face profonde de la pie-mère adhère fréquemment, en certaines régions, au tissu médullaire sous-jacent. Ces adhérences sont parfois très limitées ou même si faibles que la moelle rétractée par les réactifs apparaît complètement détachée de la membrane nourricière. L'arachnoïde, manifestement épaissie, est unie à la pie-mère par des tractus épais. Généralement, la dure-mère est saine. Exceptionnellement, les trois membranes adhèrent entre elles, mais seulement sur une étendue de quelques millimètres.

Du côté de la substance blanche, la sclérose présente les caractères de la sclérose névroglique. Ce fait, déjà signalé par Charcot et Gombault, a été nettement établi par M. Lamy et M. Sottas. Le tissu pathologique est constitué par de très nombreuses cellules-araignées et surtout par d'innombrables fibrilles, qui forment des touffes, des gerbes, des tourbillons qui s'entre-croisent dans des directions variées. Autour des vaisseaux, elles prennent souvent une disposition concentrique.

Au sein de la substance grise, la névroglie est formée par un réticulum beaucoup plus dense qu'à l'état normal, et de cellules névrogliques souvent remarquables par leur nombre et leur volume. Malgré ces tranformations, la substance grise est très peu résistante ; elle est effondrée par endroits et quelquefois assez déformée pour qu'il soit impossible d'en distinguer les différentes parties. L'existence d'infiltrations hémorragiques le long des vaisseaux dilatés et rompus ajoute encore à cet état de désorganisation.

Altérations des éléments nobles. — Dans la substance blanche, les tubes nerveux sont complètement détruits. Il faut arriver à la périphérie du territoire malade, au pourtour de la substance grise, par exemple, quand la sclérose affecte une distribution annulaire, pour trouver des tubes encore reconnaissables. Suivant l'âge du processus, on trouve une quantité variable d'éléments de désintégration. Lors de lésions anciennes, il n'existe qu'un petit nombre de corps granuleux qui siègent exclusivement à la périphérie du territoire atteint. Lors de lésions plus récentes, les mailles du tissu de sclérose sont comblées par des corps granuleux ou granulo-graisseux, par des amas considérables de gouttelettes graisseuses agglomérées, par des granulations de pigment sanguin.

Dans la substance grise, les cellules nerveuses sont atrophiées, arrondies ou ovoïdes, plus rarement triangulaires, et ont perdu leurs prolongements. Le protoplasma est granuleux ou quelquefois vacuolaire. Le plus souvent, le noyau et le nucléole sont encore visibles. Mais, à un stade plus avancé, la cellule est complètement ratatinée et transformée en un petit bloc de granulations pigmentaires ou en une petite masse homogène fortement colorée.

Altérations des vaisseaux. — On retrouve ici les lésions des formes rapides arrivées à une phase plus avancée de leur évolution.

Au niveau des gros vaisseaux de la pie-mère, les altérations portent principalement sur les veines (Lamy, Sottas). Presque toutes sont oblitérées par des thrombus déjà anciens, complètement fibreux, creusés de vaisseaux de nouvelle formation.

Au contraire, les artères, et l'artère spinale antérieure en particulier, sont à peine touchées. Elles portent cependant quelquefois, sur un ou plusieurs points de leur trajet, des lésions limitées, segmentaires, assez prononcées pour en réduire la lumière à une simple fente transversale, ou même pour en entraîner l'oblitération complète. Ces lésions, tantôt restent limitées à la tunique externe, dont le tissu conjonctif est épaissi et infiltré par des cellules rondes, tantôt intéressent également la tunique interne, dont les cellules multipliées forment des couches concentriques et s'accumulent dans la lumière du vaisseau. Dans certains cas, la tunique moyenne participe au processus et a subi l'infiltration ou la transformation fibreuse. La lame élastique déplissée, rigide, est brisée ou manque sur une certaine étendue.

Les vaisseaux méningés de petit calibre et les vaisseaux intramédullaires sont très profondément altérés. Ils ont des parois énormes, cinq et six fois plus considérables qu'à l'état normal, le calibre en est rétréci, et un grand nombre sont oblitérés. Ces transformations sont la conséquence soit de l'infiltration embryonnaire, soit de la transformation scléreuse et de la dégénérescence hyaline.

Dans le premier cas, la lésion est semblable à celle qui a été décrite dans les formes rapides. On trouve de plus, en divers endroits, des vaisseaux capillaires de nouvelle formation, creusés dans les parois infiltrées.

Dans le second cas, on a sous les yeux le stade le plus avancé de l'artérite. La dégénérescence hyaline occupe généralement la zone moyenne de la paroi, tandis que les zones périphérique et centrale sont parcourues de stries ou fibrilles ondulées et parallèles. Quelques vaisseaux sont constitués par deux couches distinctes : l'une externe, fibreuse, l'autre interne, hyaline. Au milieu de la substance hyaline on aperçoit souvent des débris de membrane élastique ondulée, et de petits capillaires néoformés remplis de sang. Dans la partie la plus externe de la paroi existe fréquemment une couche assez dense de cellules embryonnaires parcourue de nombreux capillaires qui représentent les *vasa-vasorum* de l'adventice dilatée (Sottas). Quand l'oblitération vasculaire est complète, on observe deux aspects différents (Sottas). Tantôt le vaisseau a pris dans son ensemble l'aspect d'un bloc hyalin, homogène, bordé à la périphérie par des fibres ondulées, tantôt la partie centrale est occupée par une masse hyaline dont le contour est séparé par une fente de la paroi vasculaire et qui renferme des noyaux fusiformes, quelquefois même des fragments de membrane élastique et des capillaires néoformés ; on est en présence d'un caillot transformé, comme en témoignent certains d'entre eux qui conservent encore leur structure fibrino-leucocytique.

Telles sont les lésions des vaisseaux de la substance blanche. Il est important de faire remarquer que ceux de la substance grise ne présentent rien de semblable. Ils sont dilatés sur une plus ou moins grande étendue de leur trajet, rompus sur un ou plusieurs points et donnent naissance à des suffusions sanguines (Lamy).

Altérations des racines. — Les racines peuvent être, comme dans l'observation de Charcot et Gombault, enserrées dans l'épaississement fibreux de la pie-mère et de l'arachnoïde et présenter de ce fait des altérations considérables, mais elles sont ordinairement malades pour leur propre compte.

Les lésions se réduisent parfois à un épaississement modéré des parois vasculaires et à un léger degré d'infiltration interstitielle, les tubes nerveux restant intacts ou n'étant détruits qu'en nombre très restreint.

Mais, le plus souvent, l'infiltration est considérable dans le périnèvre et dans le tissu interfasciculaire, les filets nerveux détruits sont nombreux.

Plus tard, d'épais tractus conjonctifs se développent entre les tubes nerveux persistants. Un grand nombre de ces derniers sont grêles et il existe beaucoup de gaines vides (Lamy).

Enfin, à la phase de cicatrisation, tout ou partie de la racine est transformé en un tissu conjonctif adulte au milieu duquel il n'y a pas un seul tube nerveux (Lamy).

Les auteurs s'accordent (Lamy, Sottas) à donner ici aux lésions interstitielles la prédominance sur les lésions vasculaires. Ce sont elles qui commandent les altérations des tubes nerveux et qui servent de point de départ à la transformation scléreuse.

Dégénérescences secondaires. — On trouve nécessairement, au-dessus et au-dessous des foyers principaux de sclérose, des dégénérescences ascendantes et descendantes en rapport avec la distribution des lésions primitives. Il n'y a pas lieu d'insister sur la description anatomique de ces altérations.

Long et Wiki (1) ont attiré l'attention sur un état atrophique de la moelle qui, indépendamment des lésions secondaires fasciculées, accompagne les lésions de la syphilis spinale chronique. On constate cette atrophie en comparant les coupes de moelle syphilitique à celles d'une moelle saine. On voit alors que même les faisceaux qui n'ont subi aucune dégénérescence secondaire et qui paraissent sains ont perdu au moins la moitié de leurs fibres. Une étude attentive montre de plus dans ces faisceaux l'existence de taches diffuses de sclérose névroglique légère.

Pathogénie des scléroses secondaires. — La sclérose

(1) Long et Wiki, Sur l'état atrophique de la moelle épinière dans la syphilis spinale chronique (*Nouv. Iconogr. de la Salpêtrière*, 1901).

syphilitique de la moelle est, nous l'avons déjà dit, l'aboutissant des différents processus initiaux.

Elle peut succéder à la gomme. L'observation de Charcot et Gombault est très certainement un exemple de gomme cicatrisée. Il suffit, pour s'en convaincre, de la rapprocher de l'exemple de gomme méningo-médullaire que nous avons rapporté.

Elle est aussi l'aboutissant de la méningo-myélite embryonnaire diffuse. L'observation de M. Lamy, que nous avons choisie comme type de la sclérose diffuse, en donne la démonstration : « La nature de la lésion originelle qui atteint les méninges et les vaisseaux nous est indiquée, dit M. Lamy, par les vestiges importants qui en ont subsisté. C'est une infiltration de cellules rondes très évidentes en certains endroits de la pie-mère, et surtout autour des vaisseaux et de la paroi de ceux-ci... En un point, cette infiltration est circonscrite sous forme d'un foyer gommeux microscopique situé dans le cordon latéral gauche.

« Mais nous avons affaire ici à une lésion qui compte un an et demi d'existence, et, suivant la règle, l'infiltration spécifique, dans les points qu'elle a touchés d'abord, a fait place à l'hyperplasie réactionnelle du tissu interstitiel. »

Le ramollissement médullaire, conséquence des lésions vasculaires, est aussi, dans de nombreux cas, le point de départ de la sclérose ; mais tout en reconnaissant à la suite de Goldflam, de MM. Dejerine et Sottas, la fréquence et peut-être la prédominance de cette origine, il faut bien se garder d'en faire l'unique mode de formation des altérations.

Signalons enfin, comme pouvant préparer un foyer à l'évolution de la sclérose, les épanchements sanguins plus ou moins considérables qui, bien que beaucoup plus rares que les autres altérations, se rencontrent dans la moelle, surtout au niveau de la substance grise et même dans les racines.

Quelle que soit la lésion originelle, les faits les mieux étudiés montrent qu'au niveau de la moelle la sclérose est de nature névroglique. Et il en est ainsi aussi bien à la suite du ramollissement ischémique que de la gomme ou de l'infiltration. Il ne semble pas que les éléments qui constituent ces dernières productions au début soient ici destinés à s'organiser ; ils subissent la dégénérescence et la fonte, et c'est le tissu interstitiel de la partie malade qui fait les frais de la réaction.

Les auteurs les plus récents, M. Sottas entre autres, ont insisté sur le rôle important que jouent très probablement le développement des *vasa-vasorum* et la production de néo-capillaires dans les parois et les thrombus des vaisseaux obstrués, en rétablissant la circulation et en apportant les matériaux nécessaires à la production du tissu de sclérose.

PACHYMÉNINGITE.

A côté de la leptomyélite, lésion le plus souvent microscopique, que nous avons rencontrée dans les faits précédemment étudiés, il existe une pachyméningite syphilitique, infiniment plus rare, dans laquelle l'inflammation porte sur les trois tuniques méningées et constitue des altérations constatables à l'œil nu.

Le mal de Pott syphilitique peut se compliquer de pachyméningite externe. J. Franck, en 1798, avait déjà signalé cette propagation. Mais nous n'aurons en vue ici que les cas où la syphilis se localise d'emblée sur les méninges et occupe la face interne de la dure-mère qui se fusionne avec l'arachnoïde et la pie-mère.

Ainsi comprise, la pachyméningite siège ordinairement dans la région cervicale. Souvent elle envahit simultanément le bulbe et la partie supérieure de la moelle. Elle peut avoir plus ou moins d'étendue, elle occupait les deux tiers supérieurs de l'organe dans un cas d'Oppeinhem. Il est beaucoup plus rare qu'elle se développe à la fois sur diverses régions ou qu'elle affecte isolément la moelle dorsale ou lombaire.

Cette prédisposition de la pachyméningite pour les régions supérieures de l'axe nerveux est en rapport avec ce fait qu'elle s'accompagne presque toujours de lésions analogues de la base du cerveau et des nerfs craniens : c'est une pachyméningite cérébro-spinale.

Les trois méninges sont hypertrophiées et soudées entre elles. Elles offrent l'aspect d'une couche épaisse (Bruberger), forment à la moelle une épaisse virole (Lamy). Il en résulte que, dans la région atteinte, l'organe entouré de ses enveloppes a un diamètre augmenté et parfois même plus que doublé (Lamy).

La forme de la moelle est conservée ou altérée. La moelle allongée était aplatie dans un cas de Jurgens.

Rarement, le manchon méningé adhère en dehors au canal vertébral (cas de Bruberger) ; toujours, au contraire, il fait corps avec la moelle, dont il est impossible de le détacher. Cette adhérence est totale ou partielle. Elle peut être encore totale sur une certaine portion de l'axe nerveux, partielle sur une autre. Quand elle est partielle, elle semble se faire plus souvent dans les deux tiers postérieurs de l'organe.

Les racines emprisonnées dans les méninges épaissies sont altérées et peuvent présenter une teinte grise.

Dans certains cas mixtes, l'infiltration gommeuse et la gomme s'allient à l'épaississement fibreux, et on trouve des nodosités spécifiques disséminées sur les méninges, les ligaments dentelés et les racines (cas V de Jurgens).

La moelle peut être le siège de diverses altérations : hémorragies, ramollissement, sclérose diffuse, dégénérescences secondaires.

Au microscope, on trouve des lésions variables avec l'âge de l'affection, et où prédominent, suivant les cas, l'infiltration embryonnaire, la gomme ou la sclérose.

L'infiltration embryonnaire, ou gomme en nappe, se rencontre surtout dans la syphilis héréditaire, où la pachyméningite est fréquente, comme nous le verrons dans le chapitre spécial qui lui sera consacré.

L'observation V de Jurgens montre au microscope, à à côté de l'infiltration embryonnaire condensée par places sous forme de nodosités miliaires, l'hyperplasie fibreuse des membranes méningées. La moelle y est le siège d'une myélite transverse scléreuse et gommeuse.

Le type de la forme scléreuse se rencontre dans le cas de M. Lamy.

L'examen microscopique pratiqué au niveau du renflement cervical, en un point où les méninges ne sont adhérentes qu'aux faces latérales et postérieures de la moelle, montre les trois enveloppes épaissies, confondues entre elles, intimement unies aux cordons postérieurs. La dure-mère offre l'aspect d'une large bande de tissu fibreux, creusé de nombreux vaisseaux. L'arachnoïde et la pie-mère constituent une seule nappe de tissu conjonctif fibrillaire, mais compact, avec de nombreux noyaux autour des petits vaisseaux. Ceux-ci ont des parois infiltrées par d'abondantes cellules rondes; un grand nombre d'entre eux sont oblitérés et ont subi une transformation fibreuse complète. La moelle est le siège d'une transformation scléreuse qui occupe les cordons postérieurs, les cornes postérieures et la partie la plus reculée des cordons latéraux, sous forme d'un triangle dont la base, tournée vers la périphérie, se confond avec les méninges malades, et dont le sommet très aigu se prolonge jusqu'à la substance grise de la commissure. Le sillon postérieur a complètement disparu. Le territoire médullaire dégénéré est parcouru par des travées volumineuses qui partent de la périphérie où elles prennent leur point d'implantation sur des vaisseaux dont les parois sont extrêmement épaissies et la lumière réduite à une fente. Au milieu du tissu de sclérose, on trouve partout des fibres nerveuses, mais, outre que le nombre en est considérablement diminué, celles qui subsistent sont très altérées et presque toutes sont en voie de destruction. Partout on trouve, entre les éléments nerveux qui persistent, des corps granuleux disséminés ou réunis en amas.

Les autres régions de la moelle paraissent saines. Les vaisseaux ne sont malades que dans les parties intéressées par la méningite.

Les racines postérieures, englobées dans les méninges épaissies, sont très altérées. Un grand nombre des faisceaux qui les constituent sont transformés en cordons fibreux compacts, traversés par des vaisseaux à parois hypertrophiées sans trace de filet nerveux.

SCLÉROSE PRIMITIVE.

C'est surtout Nonne (1) qui a essayé d'établir sur des bases solides l'existence de la sclérose syphilitique, dans un mémoire où il soutient que tous les cas qui rentrent nettement dans la forme d'Erb ont pour seul et même substratum anatomique une altération primitive, systématique et combinée de certains cordons médullaires.

Parmi les observations avec autopsie publiées sous le

(1) Nonne, *loc. cit.*

titre de « paralysie spinale syphilitique » d'Erb, il ne retient comme légitimes que les cas de Strumpell, Westphal, Minkowski, Nonne (observation I de son mémoire), Eberlé.

L'étude de ces faits permettrait d'établir l'existence d'une sclérose systématique combinée syphilitique correspondant à la forme clinique de la paralysie spinale syphilitique d'Erb et portant sur toute l'étendue des faisceaux pyramidal croisé et cérébelleux direct, s'étendant le plus souvent, mais non toujours, à tout ou partie du faisceau de Goll, enfin pouvant intéresser le faisceau de Burdach et les diverses zones marginales du névraxe.

Cette sclérose serait primitive, comme en témoignent l'absence de méningite, l'état des vaisseaux qui ne sont pas autrement altérés que dans les dégénérescences vulgaires, le sens dans lequel se fait la lésion, de bas en haut pour le faisceau pyramidal, de haut en bas pour le faisceau cérébelleux direct et le faisceau de Goll.

D'après Nageotte et Riche, lorsqu'on examine de près les cas de cet ordre, on observe : 1° une atrophie généralisée du parenchyme, parfois énorme, 2° un état scléreux des vaisseaux et une méningite diffuse avec traces persistantes d'infiltration cellulaire. Cela indique bien que ces scléroses fasciculées évoluent sur un fond d'inflammation. Certains faisceaux, comme le faisceau pyramidal, peut-être à cause de sa plus grande longueur qui l'expose sur un plus long parcours à l'irritation inflammatoire, s'altèrent plus que les autres et disparaissent.

Dans certains cas, le processus scléreux diffus se condense en un point et forme une ébauche de cicatrice de myélite transverse. On pourrait ainsi trouver une série de faits intermédiaires entre la myélite transverse et les faits de dégénération en apparence primitive des faisceaux longs de la moelle. Il s'agirait dans ces cas non d'une sclérose primitive, mais de *myélite diffuse avec dégénération prédominante des faisceaux longs de la moelle.*

SYMPTOMATOLOGIE

Représentée anatomiquement par des lésions variables, la syphilis médullaire doit nécessairement entraîner l'apparition d'un assez grand nombre de formes cliniques. Cette diversité dans l'expression symptomatique est surtout en rapport avec le siège et l'étendue des altérations morbides. Ainsi, selon qu'elle se développe isolément ou qu'elle s'accompagne de syphilis du cerveau, l'affection offre un tableau différent et il y a lieu de distinguer la syphilis médullaire proprement dite de la syphilis cérébro-spinale. Chacune de ces formes principales possède elle-même un certain nombre de variétés.

Entre toutes, la forme paraplégique est remarquable par sa grande fréquence et représente la forme habituelle de la maladie. Les paraplégies, en effet, constituent à elles seules 70 p. 100 environ des cas de syphilis spinale et cérébro-spinale réunis. Aussi leur étude occupera-t-elle une place propondérante. Nous nous efforcerons ensuite de donner une description suffisante des autres variétés cliniques.

PARAPLÉGIES SYPHILITIQUES

La paraplégie syphilitique n'est pas une dans son expression symptomatique. Elle présente diverses modalités en rapport soit avec l'évolution de la maladie qui, rapidement mortelle dans certains cas, aboutit dans d'autres à la guérison ou à la chronicité, soit avec l'aspect que présentent les phénomènes paralytiques eux-mêmes. Après un aperçu général, nous étudierons les diverses formes cliniques en particulier.

PARAPLÉGIES SYPHILITIQUES EN GÉNÉRAL.

Début. — Les paraplégies syphilitiques s'annoncent le plus souvent par des troubles de la sensibilité. Un peu moins fréquemment elles débutent d'emblée par des troubles de la motilité. Quelquefois enfin ce sont les troubles de la miction ou de la défécation qui précèdent tous les autres phénomènes.

Les troubles de la sensibilité, en rapport avec une poussée de méningite intéressant souvent les racines spinales, ne précèdent le plus ordinairement que de quelques heures ou de quelques jours (douze heures, quatre à huit jours suivant les cas) les phénomènes paralytiques, mais ils se montrent encore assez fréquemment deux ou trois semaines, un, deux, trois et quatre mois avant eux.

Dans ce dernier cas, on assiste à l'évolution d'une véritable *période méningée*, période prémonitoire signalée depuis longtemps, mais sur laquelle Charcot et M. Lamy ont particulièrement insisté.

Entre ces phénomènes sensitifs, la rachialgie est certainement le plus remarquable, tant par sa fréquence que par les caractères particuliers qu'elle peut présenter. C'est une douleur comparable par sa persistance et par son apparition nocturne à la céphalée syphilitique et qui mérite d'être dénommée *rachialgie syphilitique* (Charcot) Elle est, dans certains cas, précédée de céphalée ou même de phénomènes cérébraux plus graves (vertiges, vomissements, état comateux passager, paralysie d'un nerf cranien) qui s'effacent brusquement devant elle (Charcot, Lamy). Elle siège tantôt à la région dorsale, tantôt à la région lombaire, moins souvent à la région sacrée. Réveillée par les mouvements communiqués ou spontanés, elle s'accompagne de raideur des parties douloureuses. Elle retentit à distance sous forme de sensation de resserrement ou de constriction autour de l'abdomen (douleurs en ceinture), d'irradiations plus ou moins violentes vers les flancs, le pli de l'aine, jusque dans les membres.

Moins souvent que la rachialgie, avec ou sans elle, on observe divers autres troubles de la sensibilité : fourmillements, picotements, sensations de froid, d'engourdissement, de constriction, troubles paresthésiques variés, et, plus fréquemment, douleurs vives, continues, diurnes ou nocturnes, tiraillements, dans les membres, qui, plus tard, seront envahis par la paraplégie.

Comme les phénomènes sensitifs, les troubles de la miction, quand ils ouvrent la marche de l'affection, ne précèdent que de quelques heures ou de quelques jours les accidents paralytiques, mais, comme eux aussi, ils peuvent constituer le seul symptôme prémonitoire pendant un et plusieurs mois. Le plus souvent ils se compliquent presque immédiatement ou à bref délai de phénomènes sensitifs. Ils sont ordinairement peu prononcés et sont représentés par une simple gêne de la miction ou par une rétention plus ou moins complète. Ils s'établissent insidieusement, progressivement, ou, d'autres fois, se montrent rapidement et d'une façon brusque.

Les troubles paralytiques, qu'ils apparaissent les premiers ou qu'ils succèdent, à plus ou moins brève échéance, aux troubles de la sensibilité ou de l'émission des urines, s'installent dans plus des deux tiers des cas d'une façon progressive. C'est d'abord de l'engourdissement, de la lourdeur, une fatigue rapide des jambes ; les malades ne peuvent plus faire de longues marches, ils buttent fréquemment. Puis la faiblesse devient sensible, mais ce n'est qu'au bout de plusieurs jours, plusieurs semaines, que les troubles moteurs atteignent leur maximum d'intensité.

Il est beaucoup moins fréquent de voir la paraplégie débuter d'une façon brusque, surprendre le sujet pendant la marche ou le sommeil et se compléter d'emblée comme si la moelle était sectionnée d'un seul coup (paraplégie apoplectiforme). Du reste, les deux membres ne sont pas toujours pris simultanément et l'on peut voir les accidents s'installer successivement dans une jambe, puis dans l'autre.

Période d'état. — Une fois développée, la paraplégie est tantôt complète ou très prononcée, tantôt incomplète et alors elle peut rester plus marquée dans l'un des membres ou même s'épuiser sur certains groupes musculaires, comme dans un cas de Goldflam.

La nature de cette paraplégie ressort assez exactement du tableau suivant dressé d'après 100 cas de syphilis médullaire précoce :

1° Paraplégie flasque. Sans mention des réflexes, 24 cas ; avec réflexes normaux, 6 cas ; avec abolition des réflexes, 14 cas ; avec exagération du réflexe patellaire, mais sans épilepsie spinale, 10 cas.................................... 54 cas.

2° Paraplégie sans contracture ni raideur musculaire, avec exagération des réflexes et épilepsie spinale.............................. 11 cas.
3° Paraplégie spasmodique et contracture...... 30 —
4° Paraplégie avec certain degré d'incoordination.................................. 4 —

Ainsi, à envisager les faits de paraplégie dans leur ensemble (cas aigus et chroniques), la démarche spasmodique et la contracture ne se rencontrent que dans 30 p. 100 des cas, et si l'on veut réunir les faits des groupes 2 et 3, dans 41 p. 100 au plus.

La contracture vraie est rarement notée. Le plus souvent, on trouve une simple raideur, une rigidité musculaire qui gêne la marche, des secousses convulsives et une sorte de trémulation qui s'empare du membre dès que le pied touche le sol ou que le moindre mouvement est esquissé. C'est, en un mot, la *démarche spasmodique*.

L'atrophie musculaire n'est signalée que dans un nombre très minime de cas. Elle se développe en même temps que la paralysie ou lui est consécutive. Elle se montre aussi bien dans les formes flaccides que dans celles qui s'accompagnent de spasme ou de contracture. Elle occupe en masse les muscles des membres atteints ou semble ne s'adresser qu'à certains groupes.

Quant aux troubles de la coordination, ils consistent dans la démarche ataxique et dans l'impossibilité de se tenir debout, les pieds joints, surtout les yeux fermés. Ils sont, dans les faits que nous visons ici, peu prononcés, s'accompagnent parfois d'exagération des réflexes et viennent compliquer des phénomènes paralytiques déjà installés depuis un temps variable.

L'état électrique des muscles a été rarement interrogé. Il paraît assez variable. Il peut être normal dans la paralysie flasque comme dans la paralysie avec contracture. La contractilité faradique a semblé très diminuée ou abolie dans quelques cas de paralysie flasque. D'autres fois on a signalé, dans l'une ou l'autre forme, à côté d'une contraction faradique normale, une altération qualitative de la contraction galvanique (réaction de dégénérescence partielle).

Les troubles dans le fonctionnement des sphincters sont très fréquents, on pourrait dire constants. Quand ils n'apparaissent pas comme phénomènes primordiaux, ils naissent en même temps que les troubles moteurs ou, souvent aussi, ne se montrent que plus tard, six et huit mois après le début. Du côté de la miction, on note des troubles légers, souvent l'incontinence, plus rarement la rétention ou la rétention suivie d'incontinence. Du côté du sphincter anal, la constipation et l'incontinence sont également fréquentes.

Les troubles de la sensibilité, qui constituent si souvent la phase primordiale, existent dans la presque totalité des cas. Les malades accusent des phénomènes douloureux ou des sensations anormales : rachialgie, douleurs continues ou discontinues, quelquefois douleurs fulgurantes, crampes, douleurs en ceinture, fourmillements, engourdissements, sentiment de froid et diverses paresthésies bizarres. Les troubles de la sensibilité objective manquent rarement tout à fait. Ils peuvent être de peu d'importance, ne porter que sur certains modes, mais souvent aussi ils sont nettement accusés aux membres et à la partie inférieure du tronc jusqu'à l'ombilic. On note ordinairement de l'anesthésie, exceptionnellement de l'hyperesthésie ou des zones alternatives d'hyperesthésie et d'anesthésie.

Les fonctions génitales sont assez rarement atteintes. Les malades accusent des érections rares ou lentes, une impuissance complète, des érections presque continuelles et douloureuses, un allongement et une turgescence de la verge (1), etc.

La perturbation de l'innervation vaso-motrice peut se traduire encore, bien que rarement, par une diminution de la sécrétion sudorale que ne réveille pas la pilocarpine (Gilbert), par de l'œdème ou une teinte cyanique des parties paralysées.

Les troubles trophiques, en dehors de l'atrophie musculaire déjà signalée, se réduisent à la production d'escarres. Dans les cas graves, elles sont vastes et profondes

(1) Le priapisme peut prendre les proportions d'une véritable infirmité. Il était presque continuel avec paroxysmes atroces chez un sujet que nous avons observé. Pris une fois dans la rue, ce malade fut obligé d'entrer dans une cour et de tremper son mouchoir dans l'eau froide pour s'entourer la verge. Il fut arrêté comme exhibitionniste et conduit au poste. Depuis cette aventure, il ne sort plus sans un certificat constatant son infirmité.

et se développent rapidement à la façon du décubitus acutus. Mais, fréquemment, elles sont superficielles, peu étendues, multiples, occupant le sacrum, les fesses, les talons, les trochanters, etc. Elles peuvent se montrer alors dès le début de la maladie, quand la paralysie est peu prononcée, sans empêcher le malade de vaquer à ses occupations; souvent elles sont favorablement modifiées par le traitement et guérissent avec la paraplégie.

FORMES CLINIQUES DES PARAPLÉGIES SYPHILITIQUES.

Dans l'immense majorité des cas, la syphilis médullaire, soit sous l'influence du traitement, soit spontanément, est à un certain moment entravée dans son développement.

Il est pourtant une catégorie de faits qui, par suite de la rapidité de l'évolution ou à cause de l'intensité et de l'étendue des lésions, ne laissent pas le temps d'intervenir ou résistent à la tentative de traitement la mieux dirigée. Ce sont les paraplégies syphilitiques aiguës, les paraplégies syphilitiques graves. Nous estimons qu'elles ne constituent guère que 14 p. 100 des paraplégies syphilitiques graves. Mais si on en rapproche des formes envahissantes que nous étudierons plus loin et qui ne sont, en somme, qu'une variété de paraplégie aiguë avec envahissement progressif des parties supérieures de la moelle et du bulbe, la moyenne de ces cas funestes s'élève à 20 et 21 p. 100.

Lorsque l'intervention est efficace, elle peut amener la guérison absolue ou presque absolue, quelques troubles de la miction persistant seuls. Il en est ainsi dans 17 p. 100 des cas environ.

Le plus souvent, la médication ne semble avoir qu'une action suspensive : le mal paraît enrayé, il ne progresse plus, mais les phénomènes établis persistent, tantôt plus ou moins atténués, tantôt à peine amoindris. L'affection passe alors à l'état chronique.

Paraplégie syphilitique aiguë (*paraplégie syphilitique grave*). — Cette forme appartient presque exclusivement à la variété précoce de la syphilis spinale (13 fois sur 14).

Elle débute par des troubles de la sensibilité, plus rarement par des troubles de la miction qui précèdent de quelques heures à quelques semaines l'apparition des troubles moteurs. D'autres fois, les phénomènes paralytiques sont les premiers en date. Ils s'installent soit progressivement, soit, assez fréquemment, d'une façon brusque, le malade tombant subitement dans la rue (début apoplectiforme). Dans ce dernier cas, l'accident peut s'accompagner d'un état semi-comateux qui se prolonge jusqu'à la mort.

A la période d'état, la paraplégie est très prononcée, absolue dans la majorité des faits. C'est une paraplégie flasque, accompagnée le plus souvent d'abolition des réflexes. Rarement ceux-ci restent normaux (cas de Sottas) ou varient plusieurs fois dans le cours de la maladie (cas de Siemerling). L'épilepsie spinale fait toujours défaut. Dans un cas on a noté des soubresauts convulsifs.

Les troubles dans le fonctionnement des sphincters sont constants et très prononcés.

La sensibilité objective est le plus ordinairement très atteinte. Elle est, dans la majorité des cas, complètement ou presque complètement abolie. Parfois, la sensibilité thermique paraît surtout atteinte, les sensibilités au tact et à la douleur étant à peine émoussées. On relève différents troubles de la sensibilité subjective : sensation de froid, douleurs, phénomènes paresthésiques. On trouve encore signalés le retard de la sensation tactile et la perte du sens de la position dans l'espace.

Les troubles trophiques sont de règle. Ce sont des escarres souvent multiples, vastes et profondes, siégeant au sacrum, aux fesses, aux régions trochantériennes, aux talons, à la paroi abdominale, à la face interne des genoux. L'atrophie musculaire a été constatée dans un cas.

La marche de l'affection est souvent suraiguë et le malade est emporté en deux jours, dix-neuf jours. D'autres fois l'affection prend une allure moins rapide, elle évolue d'une façon aiguë en un, deux mois, quarante jours, ou subaiguë en deux à cinq mois et jusqu'à neuf mois. La mort a lieu dans le coma, surtout dans la forme suraiguë, ou à la suite d'une fièvre septique avec délire et collapsus, ou, par aggravation progressive, dans le marasme. Exceptionnellement on a signalé la mort subite, sans en pouvoir donner exactement la raison.

Les lésions qui commandent cette paraplégie grave ne répondent pas à une seule et même forme anatomique.

La gomme simple ou les gommes multiples lui donnent parfois naissance.

La méningo-myélite embryonnaire diffuse en est une des causes les plus fréquentes, surtout si on en rapproche les faits qui constituent la forme envahissante décrite plus loin et qui n'en sont qu'une variété.

L'endartérite et l'endophlébite avec nécrose ischémique peuvent également en amener la production.

Enfin, dans d'autres observations, on trouve signalées la méningo-myélite avec dilatation vasculaire, la myélite centrale avec grande dilatation et congestion des vaisseaux sanguins, infiltration embryonnaire de la pie-mère et de ses prolongements.

Paraplégie syphilitique curable. — La paraplégie est précédée d'une période méningée plus ou moins longue, ou se montre d'emblée. Tantôt elle se développe progressivement, tantôt elle s'installe d'une façon brusque.

C'est une paraplégie ordinairement flasque, d'intensité variable, parfois complète, mais plus souvent incomplète. Rarement elle affecte la forme spasmodique.

Les réflexes sont abolis, normaux ou exagérés. Dans ce dernier cas il peut y avoir de l'épilepsie spinale.

Les troubles de la sensibilité sont constants et peuvent présenter toutes les variétés énumérées dans la description générale.

Les troubles des sphincters sont de règle.

Les troubles trophiques sont exceptionnels et toujours peu prononcés.

Les troubles des fonctions génitales sont relativement fréquents.

L'affection est promptement influencée par le traitement. L'amélioration est rapide et la guérison s'obtient en quelques semaines ou quelques mois. Le plus souvent elle est complète. Parfois, cependant, on voit persister pendant des mois et des années certains phénomènes génito-urinaires : paresse vésicale, incontinence nocturne d'urine, impuissance, etc.

Avec une fréquence remarquable, on assiste, dans cette forme, à des rechutes qui guérissent sous l'influence de nouvelles cures spécifiques. Souvent aussi la paralysie curable a été précédée ou est suivie d'accidents cérébraux victorieusement combattus par le traitement approprié.

On ne peut faire que des suppositions sur les formes

anatomiques qui correspondent à ces paraplégies syphilitiques curables. On conçoit que la méningo-myélite embryonnaire diffuse, les gommes, les hyperémies avec stases, les lésions primitives des faisceaux nerveux mêmes, si on en admet l'existence, puissent, à une certaine époque de leur développement, rétrocéder et guérir complètement ; il est plus difficile de se représenter une évolution aussi favorable à la suite de lésions vasculaires ayant entraîné un ramollissement plus ou moins étendu.

Paraplégie syphilitique chronique, incurable. — La paraplégie syphilitique n'a pas nécessairement une issue rapidement favorable ; elle peut, soit par suite d'une évolution spontanée, soit sous l'influence du traitement, s'amender et passer à l'état chronique ; elle peut encore affecter une marche chronique d'emblée. Les malades restent des incurables qui vivent un temps indéterminé.

Cette forme comprend les cas qui ont été désignés par Charcot du nom de *myélite transverse syphilitique* et ceux que vise Erb dans sa descriptionde la *paraplégie spinale syphilitique*. Le spasme en est l'élément dominant. Elle est représentée par toute une série de faits de gravité progressivement décroissante, parmi lesquels on peut distinguer deux variétés principales : la *paraplégie spinale avec contracture*, la *paraplégie spinale* avec *démarche spasmodique*.

La **paraplégie spinale syphilitique avec contracture** (*myélite transverse syphilitique*) évolue en deux phases successives. Dans la première, on a le tableau de la paraplégie syphilitique aiguë. Après un stade prémonitoire de méningite spinale qui dure de quelques jours à quelques semaines, et, quelquefois aussi, à la suite de symptômes cérébraux transitoires, céphalée, insomnie, diplopie, la paraplégie s'établit, tantôt avec une grande rapidité, en quelques heures, surprenant le malade pendant la marche ou envahissant les membres pendant le sommeil, tantôt, et le plus souvent, progressivement et graduellement. Dans la majorité des cas, elle devient assez prononcée pour empêcher le malade de marcher sans soutien ou pour le condamner au lit. Cette paraplégie est flasque, la tonicité musculaire est diminuée, les réflexes tendineux sont affaiblis ou abolis.

A un certain moment, la contracture succède à la flaccidité et la maladie entre dans sa deuxième phase.

Cette transformation peut se faire rapidement, un à trois mois après le début. Mais, plus souvent, elle se produit assez tardivement. Elle est parfois précédée d'une ou plusieurs améliorations suivies de rechutes. Ordinairement, on voit la motilité revenir en partie, les malades arrivent à marcher en s'aidant de cannes ou de béquilles, quelques-uns même peuvent reprendre leur métier. Mais déjà les mouvements volontaires ne se font qu'avec une raideur spasmodique qui progressivement va céder la place à la contracture permanente. Quand celle-ci est développée, les jambes sont dans l'extension, énergiquement appliquées l'un contre l'autre, ou dans la demi-flexion ; les pieds sont ordinairement fixés dans la position équine. Elle s'exagère à l'occasion des mouvements voulus ou quand on ordonne au malade de s'opposer à un mouvement passif. Son intensité est assez variable, elle est souvent si prononcée qu'elle met entrave à la production des réflexes tendineux. Il se produit dans certains cas des périodes d'exacerbation, véritables crises de contractures. Les membres sont souvent le siège de secousses qui font sauter les malades dans leur lit et parfois les réveillent la nuit.

Des réflexes tendineux sont extrêmement exagérés. La moindre percussion du tendon rotulien provoque une trépidation de tout le membre, qui se propage dans certains cas au côté opposé. L'épilepsie spinale est inépuisable.

A cette période, la motilité est atteinte à des degrés variables. Tantôt il y a paraplégie presque absolue, tantôt il n'existe qu'une parésie plus ou moins marquée et la contracture prend une importance prédominante.

Le jeu des sphincters est presque toujours gravement compromis.

La sensibilité est toujours altérée. Le malade accuse des sensations subjectives diverses. Objectivement, on relève des troubles d'intensité variable. En général, l'anesthésie complète du début a cédé la place à une hypoesthésie qui quelquefois se limite à certains modes de la sensibilité. D'autres fois, c'est l'hyperesthésie qui prédomine, ou bien des zones d'hyperesthésie et d'anesthésie se trouvent mélangées.

Les troubles trophiques sont fréquents. Des escarres souvent multiples siègent à la région sacrococcygienne, au niveau des trochanters, des genoux, des talons ou des malléoles. L'atrophie musculaire complique un certain nombre de cas. Elle est rarement très accentuée.

Les réactions électriques restent le plus souvent normales.

Arrivés à la période de contracture, les malades sont confinés au lit. Ils peuvent vivre ainsi un temps variable. Dans les cas les plus graves, qui servent de trait d'union entre la forme aiguë, rapide, et la forme chronique, la mort arrive au bout de seize à dix-huit mois ; elle est alors la conséquence d'une infection secondaire qui a pris naissance au niveau des escarres. Mais, le plus souvent, celles-ci se cicatrisent.

Les fonctions organiques se font régulièrement, l'état général est excellent, l'intelligence reste parfaite et la vie peut se prolonger indéfiniment.

Des accidents urinaires, conséquences des troubles de la miction, viennent parfois en interrompre le cours, à une époque plus ou moins éloignée du début, fréquemment aussi la terminaison fatale est amenée par une affection intercurrente, broncho-pneumonie, tuberculose pulmonaire.

On a autopsié des malades ayant ainsi succombé dix et vingt ans après la première atteinte de paraplégie.

La **paraplégie spinale avec démarche spasmodique ou paraplégie spasmodique syphilitique** se montre dans deux conditions différentes : ou elle succède à la paraplégie syphilitique aiguë, ou elle se développe graduellement, affectant d'emblée une marche chronique.

Dans le premier cas, on assiste d'abord, comme dans la paraplégie avec contracture, à une phase de paraplégie flasque. Puis au bout d'un temps variable, souvent sous l'influence évidente du traitement, la paralysie s'amende progressivement, tandis que les réflexes s'exagèrent et que le spasme apparaît. Mais ici, la raideur musculaire, toujours insignifiante, généralement nulle au repos, ne se produit qu'à l'occasion des mouvements volontaires. Elle n'a aucune tendance à devenir permanente, à se transformer en contracture. Arrivée à cette deuxième phase, l'affection n'offre pas de différence avec la variété suivante et on peut en confondre les descriptions.

Chronique d'emblée, la paraplégie spinale avec démarche spasmodique répond plus spécialement au type clinique décrit par Erb sous le nom de *paraplégie spinale syphilitique*, terme trop général puisque les faits auxquels l'applique l'auteur allemand ne constituent que la forme chronique, et encore pas complètement. Elle se développe d'une façon latente et progressive et met plusieurs mois, quelquefois plusieurs années à se compléter. Le début est marqué par des troubles variés de la sensibilité subjective, par des troubles du côté de la vessie, qui peuvent être les premiers en date, enfin par une lassitude qui augmente peu à peu, par de la faiblesse et de la raideur des jambes.

Progressivement, la marche devient de plus en plus difficile et de la parésie spasmodique atteint une grande intensité.

A la période d'état, les troubles moteurs, qui ne sont jamais assez prononcés pour entraîner l'impotence complète, consistent dans une démarche spasmodique typique. Les malades se traînent lentement, tirant avec un grand effort leurs jambes raidies. On a l'impression qu'il existe un spasme musculaire énorme. Au repos, au contraire, la tonicité permanente des muscles est à peine développée, il n'y a pas de contracture. Il n'existe pas davantage de paralysie marquée ; souvent même les malades ont conservé une grande force musculaire.

Cette description, empruntée presque textuellement à Erb, ne comprend pas les cas, encore assez nombreux, croyons-nous, où les phénomènes moteurs sont beaucoup moins prononcés, réduits à une gêne, à une lenteur de la marche avec écartement des jambes (élargissement de la base de sustentation), parfois à une simple inhabileté, avec fatigue rapide et chutes fréquentes.

D'après P. Marie, l'état de spasmodicité et de contracture n'est pas le seul élément qui intervient dans le trouble de la marche. Il s'y ajoute une paralysie nettement systématisée des muscles fléchisseurs du membre inférieur : la flexion de la cuisse sur le bassin, de la jambe sur la cuisse, la flexion dorsale du pied sont très affaiblies. Les muscles adducteurs ont conservé leur force normale; cependant on peut écarter sans effort les deux cuisses l'une de l'autre jusqu'à 7 ou 8 centimètres, malgré la résistance du sujet : cette particularité semble tenir à la paralysie du pectiné.

Il existe toujours une exagération des réflexes (réflexe patellaire, clonus du pied) ordinairement très prononcée, moins souvent modérée. Les réflexes du poignet sont ordinairement exagérés (P. Marie).

Les troubles de la sensibilité ne manquent jamais, mais ils sont très légers.

La miction est constamment troublée, ordinairement d'une façon modérée, dans un quart des cas assez sérieusement pour nécessiter le cathétérisme ou le port de l'urinal.

L'impuissance sexuelle est fréquente.

Les troubles trophiques font habituellement défaut. L'excitabilité électrique est normale.

La moitié supérieure du corps reste indemne, on ne constate pas de phénomènes cérébraux. P. Marie insiste cependant sur l'émotivité exagérée que présentent les malades. Ils auraient une tendance au rire et au pleurer spasmodique et accusent parfois une légère diminution de la mémoire.

L'affection a, dans la moitié des cas, une tendance manifeste à l'amélioration. Les malades arrivent souvent à pouvoir reprendre leurs occupations et à vivre de leur travail.

Il est rare que la maladie s'aggrave jusqu'à entraîner la mort.

La survie est de durée indéterminée. Ordinairement des malades meurent, quinze et vingt ans après le début, de maladie intercurrente, plus rarement ils sont emportés par l'infection urinaire.

A côté de ce type, il y a lieu, croyons-nous, de faire une place à une variété de paraplégie qui présente le tableau clinique parfait du tabes dorsal spasmodique. Les phénomènes moteurs y sont les mêmes que ceux que nous venons de décrire, mais les troubles de la sensibilité et de la miction y font complètement défaut ou ne s'y montrent qu'au début et d'une façon très passagère.

(1) P. Marie, Sur quelques points de la symptomatologie de la paraplégie spasmodique syphilitique (*Soc. méd. des hôp.*, 14 février 1902).

L'observation IV de notre mémoire de 1889 répondait à cette variété. M. Brissaud (1) a attiré particulièrement l'attention sur elle et en a rapporté deux nouveaux exemples en 1891. Nous avons eu l'occasion d'en observer un quatrième fait qui n'a pas été publié.

A quelle lésion anatomique correspondent les formes chroniques de la paraplégie syphilitique? La plupart d'entre elles reconnaissent pour cause la méningo-myélite scléreuse transverse diffuse avec dégénérescence secondaire des faisceaux pyramidaux. Le fait est établi d'une façon absolue pour la paraplégie avec contracture (obs. II de Lamy, obs. III, V, VII de Sottas) et pour la paraplégie avec démarche spasmodique qui succède à la forme aiguë (obs. IV et VI de Sottas).

En est-il de même de la forme d'Erb, et ne doit-on voir dans cette variété qu'une modalité clinique réalisée par la ménigo-myélite syphilitique (Oppenheim), une lésion transverse partielle de la moelle portant symétriquement sur les moitiés postérieures des cordons antéro-latéraux, les cornes et les cordons postérieurs (Erb, Sydney, Kuh)?

Telle n'est pas l'opinion de Nonne. Après avoir précisé les caractères de la forme idéale d'Erb, cet auteur passe au crible les observations avec autopsie dont s'est servi Kuh pour ébaucher l'anatomie pathologique de la paraplégie spinale syphilitique et rejeter la conception d'une sclérose primitive. Des cinq cas utilisés par cet auteur (cas de Strümpell, de Williams, de Grassner, de Sachs, de Rumph), il montre qu'un seul, celui de Strümpell, est légitime. Au cas de Strümpell il en ajoute quatre autres qu'il considère comme répondant sans conteste au type d'Erb : ce sont ceux de Westphal, Minkowski, Eberle et un personnel. Or, dans ces cinq cas, l'autopsie a démontré l'existence d'une sclérose systématique combinée portant sur les faisceaux pyramidaux, les faisceaux cérébelleux directs et le plus souvent aussi sur celui de Goll.

Cette opinion doit être considérée tout au moins comme trop exclusive. Erb, dans une plus récente communication, admet que les faits qu'il a décrits dépendent tantôt de

(1) E. Brissaud, Deux cas de tabes dorsal spasmodique (*Semaine médicale*, 1891, p. 413).

lésions systématiques combinées isolées, tantôt de lésions transversales plus ou moins complètes, par plaques (1).

VARIÉTÉS CLINIQUES DE LA SYPHILIS MÉDULLAIRE.

FORMES SPINALES.

Les variétés purement spinales de la syphilis médullaire affectent quatre aspects distincts et il y a lieu de décrire : le syndrome de Brown-Séquard, la méningomyélite envahissante, la forme amyotrophique et le pseudo-tabes syphilitique.

Syndrome de Brown-Séquard. — Bien qu'il en existe à peine une trentaine de cas dans la science, cette forme de syphilis médullaire ne paraît pas rare. Ce n'est en réalité qu'une variété de paraplégie. Elle ne diffère pas des formes précédentes pour ce qui est du début, de la marche et de la terminaison ; elle s'en distingue par le mode de distribution de la paraplégie et des phénomènes sensitifs.

Le plus souvent elle affecte l'aspect d'une hémiparaplégie avec hémianesthésie croisée ; dans quelques cas, elle s'est montrée bilatéralement.

L'hémiparaplégie avec hémianesthésie croisée peut offrir le type complet du syndrome de Brown-Séquard, mais fréquemment elle s'éloigne de ce dernier par un ou plusieurs détails.

La paralysie est complète ou plus ou moins prononcée d'un côté, tandis qu'elle est nulle ou à peine ébauchée du côté opposé. Ordinairement flasque, elle est parfois d'emblée ou devient plus tard spasmodique.

Le sens musculaire a paru dans plusieurs observations en partie ou complètement aboli dans le membre paralysé. Dans un cas inédit, nous avons observé sur ce même membre une atrophie musculaire considérable et des contractions fibrillaires.

L'hémianesthésie occupe le côté non paralysé. Tantôt elle intéresse les trois modes de la sensibilité (cas d'Armstrong et cas inédit), tantôt elle ne porte que sur

(1) Erb, Ueber die anatomischen Grundlagen des syphilitischen spinal paralysie (*XVIII*e *Congrès des aliénistes et neurolog du Sud-Est*, Bade : *Arch. f. Psych.*, 1903, t. XXXVII, f. 2).

les sensibilités à la douleur et à la température, la sensibilité au tact étant partiellement ou entièrement conservée : il y a dissociation syringomyélique de la sensibilité.

Du côté paralysé, il existe, mais non toujours, de l'hyperesthésie. Dans un cas de Brousse et Ardin-Delteil (1), l'hémianesthésie croisée fut précédée pendant un certain temps d'une hyperesthésie étendue aux deux membres.

La limite des troubles de la sensibilité occupe un niveau variable. Elle n'est pas toujours marquée par une bande d'hyperesthésie. Cette bande existait dans le premier cas de M. Brissaud (2), elle manquait chez le malade de MM. Piatot et Cestan (3). Charcot et Gombault signalent dans leur observation une zone d'anesthésie douloureuse haute de quatre travers de doigt au niveau des apophyses épineuses des troisième et quatrième vertèbres dorsales.

Le syndrome de Brown-Séquard bilatéral a été rencontré par Hanot et H. Meunier (4) et par M. Brissaud (5) dans deux faits qui sont des exemples d'observation clinique.

Dans les deux cas il existait une paraplégie complète (double hémiparaplégie) et une double thermo-anesthésie (dissociation syringomyélique bilatérale de la sensibilité). Dans le cas de M. Brissaud, aucune bande d'hyperesthésie ne surmontait les territoires anesthésiés. Dans celui de Hanot et H. Meunier, l'anesthésie complète s'établissait progressivement à mesure qu'on remontait vers les parties supérieures, et bientôt les

(1) BROUSSE et ARDIN-DELTEIL, Hémiparaplégie d'origine syphilitique avec hémianesthésie croisée (*Congrès franç. de méd. de Montpellier*, 1898).

(2) E. BRISSAUD, Hémiparaplégie spinale avec hémianesthésie croisée (*Leçons sur les malad. nerveuses*, 1895).

(3) PIATOT et CESTAN, Syndrome de Brown-Séquard, avec dissociation syringomyélique d'origine syphilitique (*Ann. de derm. et de syph.*, t. VIII, p, 713, 1897).

(4) HANOT et MEUNIER, Gomme syphilitique double de la moelle épinière ayant déterminé un syndrome de Brown-Séquard bilatéral avec dissociation syringomyélique (*Nouv. Iconogr. de la Salpêtrière*, mars et avril 1896).

(5) E. BRISSAUD, Le double syndrome de Brown-Séquard dans la syphilis spinale (*Progrès méd.*, 1897, et *Leçons sur les malad. nerveuses*, 1899).

trois modes de sensibilité faisaient totalement défaut ; vers la partie supérieure du thorax, on rencontrait la limite de cette anesthésie ; à droite, au niveau de la troisième côte, elle était remplacée par une bande d'hyperesthésie occupant la hauteur de deux espaces intercostaux ; à gauche, par une bande semblable, mais plus élevée et répondant au premier espace intercostal.

Le syndrome de Brown-Séquard syphilitique peut s'améliorer et guérir par le traitement spécifique. Le premier symptôme de l'amélioration peut être la transformation d'une anesthésie totale en thermo-anesthésie (cas I de Brissaud). Souvent une rigidité spasmodique plus ou moins atténuée et quelques troubles sensitifs sont les reliquats de la maladie.

Il existe trois cas de mort avec autopsie, dus à Charcot et Gombault, Hanot et Meunier, MM. Piatot et Cestan.

Nous avons déjà décrit la plaque de sclérose du cas de Charcot et Gombault et exposé pourquoi nous la considérions comme la cicatrice d'une gomme.

Dans l'observation de Hanot et H. Meunier, deux grosses tumeurs gommeuses occupaient chacune des deux moitiés de la moelle, symétriquement situées par rapport au plan médian, la gauche se trouvant légèrement plus élevée que la droite.

Dans celle de Piatot et Cestan, la pureté du syndrome avait fait supposer l'existence d'une gomme circonscrite : l'autopsie montra une méningo-myélite. L'infiltration embryonnaire avait envahi peu à peu la moelle en suivant les tractus pie-mériens. La lésion du faisceau latéral et de la corne postérieure droite ainsi produite expliquait suffisamment le syndrome clinique.

Méningo-myélite envahissante. — Dans notre mémoire de 1889, nous avons rapporté deux faits ressortissant à cette forme ; l'un d'eux, avec autopsie, a servi de base à la description de la méningo-myélite embryonnaire diffuse.

Nous avons pu réunir, parmi les observations disséminées dans la science, une dizaine de cas qui nous ont paru s'y rattacher.

C'est une modalité toujours précoce de la méningo-myélite syphilitique. Le début est marqué par une période prodromique de quelques jours à plusieurs mois de durée, pendant laquelle on ne relève guère que des phénomènes subjectifs. Dans certains cas toutefois, les troubles de la sensibilité et de la motilité se sont montrés presque simultanément, séparés seulement par un intervalle de quelques heures.

La paralysie s'installe, le plus souvent, d'abord dans les membres inférieurs, et ce n'est qu'après une phase de paraplégie plus ou moins prolongée que les troubles de la motilité gagnent les bras, pour, plus tard encore, dans les cas graves, envahir le bulbe.

Dans certaines observations, les quatre membres ont paru se prendre presque simultanément.

On a vu, même, la paralysie débuter par les membres supérieurs, pour de là, suivant une marche à la fois ascendante et descendante, envahir les jambes et le bulbe.

Une fois, la paraplégie a été suivie de phénomènes bulbaires mortels, sans que les bras aient été atteints.

La paraplégie a une marche progressive. Elle devient généralement complète au niveau des membres inférieurs ; elle présente toutefois d'assez grandes variations d'intensité et peut même être plus prononcée d'un côté que de l'autre. Aux membres supérieurs elle est parfois assez intense pour empêcher le malade de se nourrir lui-même. Les muscles atteints sont, dans certains cas, le siège d'une atrophie musculaire notable.

Les réflexes sont assez variables, surtout dans la première phase des accidents ; ils peuvent être complètement abolis.

Les troubles de la sensibilité subjective sont constants, ceux de la sensibilité objective manquent ou varient de nature suivant les différentes parties du corps. Les sphincters sont généralement atteints.

L'envahissement du bulbe s'annonce par des troubles de la déglutition, de l'oppression, de l'engorgement pulmonaire, de l'arythmie cardiaque, une sensation de mort prochaine. La mort par le bulbe s'est produite dans un cas quatorze mois après le chancre, onze mois après l'apparition des premiers phénomènes sensitifs, dans un autre quatorze mois après le chancre et cinq mois après l'apparition des phénomènes sensitifs et paralytiques. Dans un cas de Mac Gregor (1), l'évolution de la maladie s'est faite en onze jours.

(1) Scott Mac Gregor, *Brit. med. Journ.*, 1895, p. 475.

Mais il s'en faut que tous les cas de méningo-myélite envahissante se terminent par la mort. L'envahissement du bulbe n'est pas fatale, et l'on voit l'affection guérir après un traitement prolongé (cinq et onze mois). Dans ces cas curables, la paralysie semble ne pas atteindre toujours un aussi haut degré que dans les autres, surtout au niveau des membres supérieurs.

Dans l'exemple avec autopsie que nous avons rapporté, nous avons trouvé, on le sait, une méningo-myélite embryonnaire diffuse. Mac Gregor, dans le sien, signale une *lepto-méningite fibrineuse*?

Forme amyotrophique. — Si l'atrophie musculaire se montre, le plus souvent, à titre d'épiphénomène dans le cours des différentes variétés de myélites syphilitiques, elle est, dans certains cas, assez prononcée pour devenir symptôme prédominant, et affecte même un aspect qui se rapproche de celui de l'atrophie musculaire progressive.

Nous avions déjà nettement indiqué cette forme en 1889, en nous appuyant sur une observation de Rodet. Dans un important mémoire, M. Raymond a plus récemment (1893) attiré l'attention sur elle. Il a donné deux faits nouveaux, dont l'un avec examen histologique détaillé, et a rappelé deux cas de même ordre publiés par Vulpian dans ses *Leçons cliniques de la Charité.*

Le début de l'affection est marqué par des troubles oculaires (diplopie) ou des troubles de la sensibilité subjective, analogues à ceux de la période méningée des formes ordinaires. Ces phénomènes n'appartiennent pas à l'atrophie musculaire progessive du type Aran-Duchenne.

L'amyotrophie, contrairement à ce qui a lieu dans ce dernier, semble être précédée par la parésie, mais elle offre la même distribution, la même progressivité, et s'accompagne également de contractions fibrillaires, de crampes, de réaction de dégénérescence.

Les groupes les plus particulièrement atteints sont les éminences thénar et hypothénar, les interosseux, les muscles innervés par les radiaux, les deltoïdes, les sus et sous-épineux, les pectoraux, les trapèzes. Les réflexes restent normaux. La sensibilité objective paraît intacte.

Dans certains cas, l'amyotrophie siège aux membres

inférieurs. L'un de nous (1) a rapporté un fait où l'atrophie occupait les muscles qui s'insèrent aux os sésamoïdes des orteils et aux interosseux. Il en résultait la production d'une griffe pied creux, avec équinisme et léger varus (griffe pied creux par atrophie des interosseux des muscles qui s'insèrent aux os sésamoïdes des gros orteils de Duchenne).

A l'autopsie d'un de ses malades, M. Raymond a rencontré une méningo-myélite vasculaire diffuse, des lésions considérables des cellules ganglionnaires des cornes antérieures, consécutives aux altérations méningo-vasculaires, une atrophie musculaire simple.

Les mêmes lésions ont été rencontrées dans des cas analogues par M. A. Léri (2) et MM. Nageotte et Riche (3).

Pseudo-tabes syphilitique. — On a décrit sous ce nom des faits assez différents.

Il faut distinguer, en premier lieu, les observations de méningo-myélite dans lesquelles un ou plusieurs phénomènes tabétiques viennent se surajouter aux symptômes habituels de la maladie. Nous avons déjà mentionné cette éventualité en traitant de la paraplégie syphilitique en général. Gilles de la Tourette et Schwanhard ont prétendu décrire d'après des exemples de ce genre le pseudo-tabes syphilitique. Mais de pareils cas ne simulent que bien grossièrement le tabes et ne sauraient être confondus avec lui. Les phénomènes ataxiques s'y montrent à côté de l'exagération des réflexes rotuliens et de la démarche spasmodique; ils témoignent simplement de la participation des cordons postérieurs au processus pathologique. Il n'est pas de myélite qui ne puisse produire semblable conséquence.

Très exactement, au contraire, la dénomination de *pseudo-tabes* s'applique à toute une catégorie de cas dans lesquels la syphilis médullaire emprunte réellement le

(1) G. Lion, Griffe pied creux par atrophie des interosseux et des muscles qui s'insèrent aux os sésamoïdes des gros orteils chez un malade atteint de méningo-myélite syphilitique (*Bull. et mém. de la Soc. méd. des hôp. de Paris,* 28 février 1901).

(2) A. Léri, *Congrès de neurologie*, Bruxelles, 1903.

(3) Voy. N. Lannois, Atrophie musculaire du type Aran-Duchenne, d'origine syphilitique (*Nouv. Iconogr. de la Salpêtrière*, septembre-octobre 1905). — Raymond, Méningo-myélite syphilitique ou atrophie musculaire localisée (*Journ. de méd. et de chir. pratiques,* 10 mai 1907).

masque du *tabes dorsalis*. Ewald, Kuh, Oppenheim, Eisenlohr, Dinkler, Gajkiewicz en ont rapporté des exemples vraiment remarquables.

Tantôt l'affection revêt dès le début, pour le conserver jusqu'à la mort, l'aspect clinique du tabes ; tantôt, après une première phase où la similitude est complète, des phénomènes nouveaux apparaissent et au tableau du tabes succède celui de la paraplégie spasmodique.

Un malade d'Ewald nous offre un type de la première variété : difficulté de la marche, la jambe gauche traîne, le pied droit talonne ; signe de Romberg, abolition des réflexes, pupilles inégales, perte du réflexe lumineux, troubles de la sensibilité au niveau de la cuisse droite ; arthrite du genou droit, mort par septicémie.

De même, chez un malade de Kuh la symptomatologie du tabes était au complet : abolition des réflexes, faiblesse de la contraction pupillaire, ataxie, impuissance, paresthésies, signe de Romberg, arthropathie tabétique typique, troubles dyspnéiques et mort subite avant que rien ne fût venu modifier le diagnostic.

Le cas d'Oppenheim est, au contraire, un exemple de la deuxième variété. On constate, au début, des douleurs lancinantes, des troubles de la sensibilité, de l'abolition des réflexes, le signe de Romberg, des troubles vésicaux, des paralysies oculaires, des crises laryngées, et on croit à un tabes vrai. Plus tard se montre l'épilepsie spinale, bien que les réflexes rotuliens restent abolis. Puis ces derniers s'exaltent, la paralysie spasmodique apparaît et le diagnostic doit être réformé.

Au pseudo-tabes syphilique ainsi compris correspondent des lésions qui portent simultanément sur les méninges et les cordons postérieurs, mais qui peuvent affecter deux aspects différents, sans toutefois qu'il y ait corrélation entre ces derniers et les deux variétés cliniques.

Dans les observations d'Oppenheim et d'Ewald, c'est la méningite qui commande la lésion médullaire. Encore à l'état de la méningite embryonnaire diffuse dans celle d'Oppenheim, elle envoie dans la substance nerveuse des traînées gommeuses qui, en un point de la région dorsale, détruisent presque tout l'organe et entraînent des dégénérescences ascendantes et descendantes. Dans celle d'Ewald, le processus a déjà atteint le stade fibreux et c'est autour des travées épaissies parties de la pie-mère que s'est faite la sclérose des cordons postérieurs.

Dans les cas de Kuh, Dinkler, Marinesco, Minor, Eisenlohr, Hoffmann, la méningo-vascularite existe et donne à la lésion son cachet de spécificité, mais la sclérose des cordons postérieurs ne paraît pas en dépendre, elle se présente avec tous les caractères qu'elle offre dans le tabes vrai. Il faut, d'après Kuh, Dinkler et Marinesco, considérer les lésions méningées et les altérations médullaires comme indépendantes les unes des autres, et dues toutes deux à la syphilis.

FORMES CÉRÉBRO-SPINALES.

Jurgens a soutenu, en s'appuyant sur quelques faits qu'il avait observés tant dans la syphilis héréditaire que dans la syphilis acquise, que les lésions spécifiques des centres nerveux suivaient toujours une marche descendante de l'encéphale vers l'axe médullaire. Vraie dans un nombre certainement assez considérable de cas, cette opinion ne saurait être adoptée d'une façon aussi générale. Les localisations spinales syphilitiques, comme le démontrent les formes précédemment décrites et particulièrement la paraplégie, existent très souvent à l'état isolé, soit qu'elles s'installent chez des individus atteints antérieurement, mais guéris, de phénomènes cérébraux, soit qu'elles se développent chez des sujets en tout temps indemnes de semblables manifestations. Bien plus, nous avons vu qu'il n'était pas exceptionnel de voir la syphilis affecter une marche ascendante et naître dans les régions inférieures de l'axe nerveux, pour gagner progressivement le bulbe.

Nous ne visons dans ce chapitre que les faits cliniques dans lesquels les symptômes cérébraux et médullaires sont contemporains et évoluent côté à côte pendant tout ou partie de la maladie.

Même ainsi délimitée, la syphilis cérébro-spinale se présente sous des aspects assez différents. Nous distinguerons la forme méningitique, la paraplégie avec symptômes cérébraux associés, la syphilis à symptômes disséminés.

Forme méningitique. — Ici se rangent un certain nombre de cas de méningite et surtout de pachyméningite cervicales, qui paraissent ordinairement succéder à une lésion cérébrale de même nature ou se développer en même temps qu'elle. La méningite, même quand elle siège dans la région cervicale, peut se montrer à l'état isolé, comme en témoigne un cas de Goldflam ; la pachyméningite s'observe aussi quelquefois à la région dorsale ou lombaire sans aucun phénomène cérébral concomitant, mais ce n'est pas la règle habituelle.

Le plus souvent, à la suite d'une céphalée très violente, localisée principalement à la région occipitale, on voit se produire une rachialgie plus ou moins intense et de la raideur dans la colonne cervicale. La tête reste immobile, parfois un peu rejetée en arrière. Les mouvements en sont gênés ou impossibles par suite de la douleur et de la contracture des muscles de la nuque. La douleur irradie dans les épaules, les membres supérieurs, les espaces intercostaux. Elle présente des paroxysmes souvent nocturnes. Elle est exaspérée par la pression exercée au niveau des apophyses épineuses cervicales et dorsales supérieures. Il existe de l'hyperesthésie au niveau de la peau de la nuque, des régions interscapulaires, sus-claviculaires et le long des trajets des nerfs. Aucune réaction générale n'accompagne ces phénomènes ; il n'y a pas de fièvre. Mais simultanément ou successivement apparaissent un ou plusieurs phénomènes cérébraux ou bulbaires : ictus répétés, perte de la mémoire, troubles de la parole, nystagmus, amblyopie, troubles de l'accommodation, inégalité pupillaire, ptosis, paralysie d'un des moteurs oculaires communs, paralysie faciale, dyspnée, toux ou vomissements nerveux, etc.

Enfin se produisent les troubles moteurs du côté des membres. Le plus souvent c'est une quadriplégie avec paralysie complète des membres inférieurs et paralysie moins prononcée ou simple affaiblissement des membres supérieurs. Les réflexes sont exagérés, la sensibilité objective diversement troublée. Fréquemment l'atrophie musculaire complique la paralysie, elle porte surtout sur les membres supérieurs, au niveau des avant-bras, des muscles, des éminences thénar et hypothénar, des interosseux.

La syphilis arrive à réaliser ainsi un complexus symptomatique fort analogue à la pachyméningite cervicale hypertrophique.

La maladie peut guérir sous l'action du traitemen

spécifique, même quand elle a atteint le stade de paralysie et d'atrophie. Tout dépend de la phase où en est arrivé le processus anatomique.

Paraplégie et symptômes cérébraux associés. — Les phénomènes cérébraux peuvent se montrer dans le cours de la paraplégie syphilitique telle que nous l'avons décrite plus haut, sans qu'il y ait un lien de continuité apparent entre les deux localisations de l'infection syphilitique. Ils se montrent alors tantôt avant, tantôt après les manifestations d'ordre médullaire.

Dans le premier cas, la paraplégie est précédée parfois d'une hémiplégie ou d'une hémiparaplégie et ne se complète qu'en deux temps.

Dans le second cas, les phénomènes cérébraux peuvent faire leur apparition, soit après la rachialgie, les douleurs des membres ou les troubles urinaires précédant encore les troubles paralytiques, soit en même temps qu'eux, soit seulement plusieurs mois, plusieurs années après, quand la paraplégie spasmodique est définitivement installée.

Tantôt ils sont légers, guérissent ou s'améliorent par le traitement, et restent au second plan, tantôt ils sont plus sérieux, parfois même assez graves pour entraîner la terminaison fatale.

Quant aux troubles moteurs, ils affectent généralement la forme paraplégique ordinaire, mais ils peuvent aussi revêtir l'aspect du type Brown-Séquard. L'observation de Charcot et Gombault entre dans cette dernière catégorie.

Formes à symptômes disséminés. — Au lieu de se localiser en un point du système nerveux, de se discipliner en quelque sorte, la syphilis manifeste assez souvent une tendance à diffuser ses effets sur l'axe cérébro-spinal tout entier. Cette tendance, déjà évidente dans les formes précédentes, prend tout son développement dans les faits qu'il nous reste à étudier et qui méritent d'être rangés sous la désignation de *syphilis cérébro-spinale disséminée* (*syphilose disséminée de l'axe cérébro-spinal* de Fournier) (1).

Ce sont presque tous des faits de syphilis cérébro-spinale précoce et assez souvent de syphilis maligne. La diffu-

(1) Fournier, A propos de l'observation de H. Mendel : Syphilose disséminée de l'axe cérébro-spinal (*Soc. de dermat. et de syph.*, in *Ann. de dermat. et de syph.*, 1893, p. 611).

sion des lésions et la variété des phénomènes sont telles qu'il est difficile d'en donner une description générale.

Chez un malade dont nous avons rapporté l'observation en 1879, on trouve au début une céphalalgie atroce, des vertiges, de la diplopie, de la photophobie, de la titubation. Quelques mois après apparaissent de la difficulté de la parole, de l'engourdissement et de la parésie du bras droit. Puis la titubation et l'ataxie augmentent au point que la marche devient impossible sans le secours d'un aide, les réflexes patellaires s'exagèrent, les membres supérieurs et inférieurs sont le siège d'élancements fulgurants, la vessie est paresseuse, la céphalalgie persiste ainsi que la diplopie, la mémoire et l'aptitude au travail sont presque complètement perdues. Tous les symptômes, sauf l'obtusion cérébrale et l'affaiblissement de la mémoire, cédèrent au traitement mixte, mais on vit se développer des crises d'asthme qui résistèrent à tous les essais thérapeutiques.

Fournier reconnaît aux faits de cet ordre quatre variétés de signes qui en seraient la caractéristique : 1° des douleurs vives, intenses, souvent en rapport avec une méningite cervicale et siégeant à la nuque, au dos et dans les bras; 2° des troubles de la motilité consistant dans une démarche hésitante, l'impossibilité de courir, le signe de Romberg; 3° l'exagération des réflexes; 4° l'inégalité pupillaire.

Dans cette forme doivent être rangés les faits rapportés par MM. G. Guillain et P. Thaon (1) et par M. Bernard (2), où l'on trouve signalée l'association de troubles psychiques (dépression cérébrale, asthénie, aboulie, difficulté de fixer l'attention, amnésie), de phénomènes tabétiques (douleurs fulgurantes, ataxie, signe de Romberg), de symptômes myélitiques (exagération des réflexes rotuliens, trépidation épileptoïde). Les troubles psychiques sont toujours distincts des troubles psychiques de la paralysie générale : jamais on n'observe, comme dans cette

(1) G. Guillain et P. Thaon, Sur une forme clinique de la syphilis du névraxe réalisant la transition entre les myélites syphilitiques, le tabes et la paralysie générale (*Comptes rendus des séances de la Société de Biologie*, 15 janv. 1905, et *Bull. et mém. de la Société méd. des hôpitaux*, 28 juin 1907, p. 661).

(2) L. Bernard, Un cas de syphilis diffuse du névraxe (*Bull. et mém. de la Soc. méd. des hôp.*, 21 juin, 1907 p. 633).

dernière, ni la perte de l'autocrite, ni les idées délirantes, ni l'état démentiel. Les phénomènes tabétiques viennent se surajouter aux symptômes habituels de la myélite syphilitique, la démarche spasmodique et l'exagération des réflexes. Au point de vue anatomo-pathologique la détermination des lésions explique bien le polymorphisme clinique. Dans la seule autopsie que MM. Guillain et Thaon aient eu l'occasion de faire (le traitement a une influence favorable et la terminaison fatale est rare), l'examen macroscopique révéla des lésions diffuses : lésions inflammatoires de la pie-mère du cortex cérébral, méningite de la base, artérite segmentaire du tronc basilaire, foyers de désintégration lacunaires du centre oval, méningite postérieure au niveau de la moelle dorso-lombaire. Au microscope, on trouva au niveau de la moelle une véritable sclérose combinée portant sur les cordons postérieurs où les altérations étaient en tout semblables aux lésions tabétiques classiques et sur les cordons latéraux. Ainsi, symptômes cérébraux dissemblables de ceux de la démence paralytique, phénomènes tabétiques noyés au milieu des signes ordinaires de la myélite syphilitique, lésions cérébrales distinctes de celles de la méningo-périencéphalite diffuse et lésions médullaires rappelant plutôt celles des scléroses combinées que celles du tabes vrai, de plus une marche telle qu'après plusieurs années d'évolution l'affection ne verse ni dans l'une ni dans l'autre de ces deux dernières maladies : est-il bien exact de vouloir, avec MM. Guillain et Thaon et M. Bernard, faire de cette variété une *forme de transition* entre la syphilis cérébro-spinale et le tabes ou la paralysie générale ?

Dans une autre catégorie de faits, il existe un tremblement se produisant à l'occasion des mouvements voulus, il y a du nystagmus et parfois on se trouve en présence du tableau le plus fidèle de la *sclérose en plaques cérébro-spinale*. Schuster et Orlowsky ont publié deux exemples remarquables de cette forme. Le malade de Schuster ayant guéri sous l'influence du traitement spécifique, l'auteur en conclut qu'il ne s'agissait pas d'une vraie sclérose en plaques, mais d'une pseudo-sclérose en plaques syphilitique. Après deux améliorations et deux rechutes successives, le malade d'Orlowsky mourut ; à l'autopsie on trouva des plaques de sclérose, souvent symétriques, disséminées sur tout le système cérébro-spinal (1). Cette question de la nature syphilitique de certains cas de sclérose en plaque est encore controversée. A. Thomas et E. Long (2), ont rencontré sur la même moelle des lésions de sclérose en plaque et un foyer de myélite scléreuse syphilitique ; ils admettent la coexistence de deux affections distinctes. Pour P. Ladame (3) qui discute cette interprétation, il faut au contraire considérer les deux lésions comme dues à la syphilis. Catola (4) rapporte deux cas de sclérose en plaques avec autopsie dont il admet d'une façon absolue la nature spécifique.

(1) Orlowsky, Sclérose en plaques chez un syphilitique (*Wratsch*, 1897, n° 9).

(2) A. Thomas et E. Long, Contribution à l'étude de la sclérose de la moelle épinière (*Soc. de biol.*, 7 oct. 1899).

E. Long, Contribution à l'étude de la sclérose de la moelle épinière (sclérose en plaques disséminée et syphilis médullaire). Genève, 1899.

(3) P. Ladame, Syphilis médullaire et sclérose en plaques (*Revue de neurologie*, t. VIII, 1900, p. 66).

(4) Guino Catola, Sclérose en plaques et syphilis (*Nouv. Iconographie de la Salpêtrière*, 1906, p. 337).

DIAGNOSTIC

Il est de toute évidence que, si les différentes formes cliniques précédemment décrites offrent quelques caractères capables de leur donner un aspect un peu spécial, aucune ne possède de signe pathognomonique permettant de la distinguer à coup sûr des différentes myélites aiguës ou chroniques.

La notion de syphilis antérieure ou concomitante, l'action du traitement, favorable dans certains cas, étaient les seuls arguments sur lesquels, encore dans ces dernières années, s'appuyait le diagnostic de la nature syphilitique de ces affections. L'examen cytologique du liquide céphalo-rachidien, préconisé par MM. Widal, Sicard et Ravaut, a fourni des éléments de diagnostic de grande valeur.

Aussi étudierons-nous d'abord dans ce chapitre la cytologie du liquide céphalo-rachidien. Nous envisagerons ensuite la valeur diagnostique de la notion de syphilis, puis nous essaierons de fixer les particularités propres à faire reconnaître, ou, tout au moins, soupçonner les diverses modalités de la syphilis médullaire. Pour ce qui concerne le diagnostic de la lésion, nous renvoyons le lecteur à la *Symptomatologie*, où la description de chaque forme clinique est suivie de l'énonciation des altérations anatomiques qui lui correspondent.

Examen cytologique du liquide céphalo-rachidien. — La méningo-myélite syphilitique s'accompagne, en général, de lymphocytose du liquide céphalo-rachidien. C'est là un fait nettement établi par MM. Sicard et Monod (1) et M. Widal (2). A côté de la lymphocytose, on a noté, dans certains cas, l'émission du liquide en jet, sous forte pression, et l'augmentation de sa teneur en albumine (3). Une fois, on a signalé la présence d'une

(1) A. Sicard et R. Monod, Examen cytologique du liquide céphalo-rachidien dans la méningo-myélite (*Soc. méd. des hôp.*, 18 janvier 1901, p. 33).

(2) F. Widal, *Soc. méd. des hôp.*, 18 janvier 1901, p. 34.

(3) F. Widal, Sicard et Ravaut, Les albumines du liquide céphalo-rachidien... Soc. de neurologie (*Revue de neurol.*, 1903, p. 437).

cellule nerveuse, reconnaissable à sa forme triangulaire, à son noyau vésiculeux et nucléolé, à la présence de substance chromatophile (1).

La polynucléose peut se rencontrer quelquefois. Elle se montre dans des cas de méningite aiguë (2) ou à l'occasion de poussées congestives aiguës dans le cours de la syphilis chronique (Widal, Lemierre et Boidin) (3). Le liquide peut être alors puriforme, mais aseptique avec intégrité des polynucléaires.

La lymphocytose du liquide céphalo-rachidien est un élément de diagnostic important. Comme l'a dit et répété M. Widal, elle n'a rien de spécifique, elle est commune à divers processus méningés, mais en présence d'accidents méningo-médullaires, elle permet le plus souvent d'affirmer l'origine syphilitique de l'affection causale.

Dans certaines conditions, l'examen cytologique peut, en dehors de tout phénomène nerveux appréciable à l'exploration clinique, faire soupçonner une méningomyélite en préparation et permettre d'en prévenir, par un traitement approprié, l'évolution ultérieure. A ce point de vue, il est nécessaire de distinguer les faits de syphilis secondaire et de syphilis tertiaire.

A la période secondaire, la lymphocytose est très fréquente. Elle est l'indice d'une réaction méningée légère (4). Elle se montre surtout, d'après M. Ravaut (5), lorsque les manifestations cutanées sont intenses. Elle n'a pas de valeur pronostique considérable : les centres nerveux n'ont été qu'effleurés et la réaction rachidienne s'atténue et disparaît en même temps que les manifestations cutanées.

A la période tertiaire, au contraire, la lymphocytose

(1) Sabrazès, Muratet et Bonnes, *Soc. de biol.*, 5 décembre 1903.

(2) Sicard et Roussy, Méningite aiguë cérébro-spinale syphilitique... Soc. de neurologie (*Revue de neurol.*, 1904, p. 411).

(3) Widal, Lemierre et Boidin, Liquide céphalo-rachidien puriforme au cours de la syphilis des centres nerveux (*Soc. méd. des hôp.*, 22 juin 1906, p. 645).

(4) F. Widal, Cytologie du liquide céphalo-rachidien des syphilitiques (*Soc. méd. des hôp.*, 14 février 1902, p. 119).

(5) P. Ravaut, Étude du liquide céphalo-rachidien des syphilitiques en période secondaire (*Ann. de dermat. et de syphiligr.*, juillet 1903). — Étude du liquide céphalo-rachidien chez les syphilitiques en période tertiaire (*Ann. de dermat. et de syph.*, décembre 1904).

manque même chez les malades atteints de manifestations cutanées étendues (1). Quand elle apparaît, elle prend alors une importance considérable ; elle doit mettre en garde le clinicien et l'engager à faire de son malade une étude scrupuleuse qui lui permettra de découvrir parfois des symptômes nerveux qui auraient pu passer inaperçus. Dans tous les cas elle fournit l'indication d'une intervention thérapeutique prompte et énergique.

Valeur diagnostique de la notion de syphilis et de l'action du traitement spécifique. — L'existence d'une syphilis antérieure ou concomitante, l'action favorable du traitement spécifique, tels sont les deux ordres d'éléments qui, en dehors du cytodiagnostic, peuvent faire admettre l'intervention du virus syphilitique dans la production d'une affection de la moelle épinière.

Les commémoratifs jouent ici un rôle considérable. La syphilis qui se complique de myélite paraît, malgré certains avis contradictoires, être assez souvent grave. Aussi, même quand le chancre guérit rapidement, les accidents secondaires se font remarquer par leur confluence et leur ténacité. Ils n'ont presque jamais passé inaperçus et les malades, qui sont, à proprement parler, tous des hommes, les avouent facilement.

Parmi les accidents spécifiques ayant une importance toute particulière, il faut signaler les troubles encéphaliques. Comme le fait remarquer M. Lamy, l'existence dans les antécédents du malade de céphalée rebelle, d'amblyopie, de paralysies oculaires ou faciale, d'hémiplégie, guéries par le traitement antisyphilitique, a une grande valeur diagnostique.

La présence de manifestations de même ordre, encéphaliques ou autres (cutanées, osseuses, testiculaires), constatée au moment où apparaissent les symptômes de la méningo-myélite, est encore d'un plus grand poids. Pareille coïncidence n'est en réalité pas très fréquente. Elle n'existait que dans un tiers des cas qui font l'objet de notre mémoire de 1889.

Le rapport de cause à effet est particulièrement sensible dans les cas où l'affectation médullaire suit de près

(1) Exception doit être faite pour les gommes et les perforations du voile du palais qui s'accompagnent de lymphocytose du liquide céphalo-rachidien, sans qu'il soit possible d'en donner une explication plausible (Widal, Ravaut).

l'infection de l'organisme. La fréquence réelle de ces méningo-myélites précoces (elles constituent à elles seules 39,5 p. 100 des cas) est un argument de premier ordre en faveur de leur nature syphilitique.

Si la spécificité de la myélite est rendue probable par le fait des antécédents et la coexistence d'autres accidents vénériens, elle paraît, assez souvent, être réellement établie par les résultats de la médication antisyphilitique. Pratiquée en temps opportun, celle-ci peut en effet enrayer les progrès de l'affection, la faire rétrograder ou même en amener la guérison complète.

Par contre, il ne faudrait pas conclure de l'inactivité de la médication à la non-spécificité de l'affection médullaire ; les lésions anciennes parvenues à la phase de sclérose, ne sont pas influencées par elle, et, dans certaines formes aiguës, les désordres peuvent être, dès la première période, irréparables.

Diagnostic des formes cliniques. — 1° PHASE PRÉMONITOIRE OU MÉNINGÉE, SA VALEUR DIAGNOSTIQUE. — Nous avons déjà insisté sur l'importance des phénomènes sensitifs qui caractérisent cette phase, et plus spécialement sur celle de la rachialgie, quand, par sa persistance, son exacerbation nocturne, elle prend un cachet particulier et mérite d'être comparée, avec Charcot, à la céphalée syphilitique.

On se gardera de confondre cette rachialgie et ses irradiations diverses avec le *lumbago*, le *rhumatisme vertébral*, la *névralgie*. Il faudra rechercher les autres troubles sensitifs du côté des membres inférieurs et les troubles des sphincters qui souvent aussi précèdent plus ou moins longtemps la paralysie; la réunion de ces phénomènes fera penser à une affection spinale au début; le cytodiagnostic lèvera tous les doutes.

Sous le nom de *neurasthénie syphilitique*, M. Fournier a décrit un ensemble de symptômes qui se montrent ordinairement peu après l'infection, mais quelquefois aussi quatre à cinq ans plus tard. Ce sont des fourmillements, de l'engourdissement ou de la faiblesse des jambes, parfois de l'exagération des réflexes, de légers troubles vésicaux, des douleurs surtout localisées dans la région lombaire, quelquefois de la céphalalgie. On comprend que le diagnostic de cet état nerveux et de la syphilis spinale ou cérébro-spinale au début puisse parfois être difficile à faire. Ici encore le cytodiagnostic sera d'un grand secours.

Les troubles vésicaux, les douleurs périphériques, et, dans les formes cérébro-spinales, les phénomènes encéphaliques et parfois les modifications pupillaires, peuvent faire penser au *tabes*. Le cytodiagnostic donnera des résultats semblables dans les deux cas. Mais il n'y a pas d'abolition des réflexes, pas de signe d'Argyll-Robertson, les symptômes sont plus diffus et marchent plus rapidement que dans le tabes, enfin la rachialgie lombaire ne se rencontre pas dans cette dernière affection.

2° Diagnostic de la paraplégie syphilitique aigue. — La paraplégie syphilitique aiguë offre de grandes ressemblances avec les *myélites centrales aiguës*. L'absence de syphilis antérieure opposée à la notion de syphilis le plus souvent récente (13 fois sur 14) qui caractérise les faits de paraplégie syphilitique aiguë, le début par un frisson et un mouvement fébrile plus ou moins intenses, en rapport avec l'origine infectieuse, éclaireront souvent le diagnostic. Le reste du tableau clinique est assez semblable dans les deux cas.

L'*hématomyélie* se distingue par son début brusque, sans le moindre prodrome. La paraplégie flasque et l'anesthésie absolue surviennent à l'improviste, sans fièvre, sans douleur, sans avertissement. La marche est parfois rapide et funeste, mais le plus souvent l'affection guérit ou plus souvent encore elle devient chronique et évolue vers un état de paralysie spasmodique. La ponction lombaire ramène un liquide sanglant.

La *compression brusque de la moelle* se reconnaîtra par les commémoratifs qui permettront de remonter à la cause : fracture, luxation de la colonne vertébrale, abcès, kyste, anévrysme ouvert dans le canal rachidien, etc. Elle débute par une paralysie brusque accompagnée d'abolition des réflexes et de la sensibilité. Si elle passe à l'état chronique, elle réalise le tableau de la paralysie spasmodique avec atrophie musculaire.

3° Diagnostic de la paraplégie syphilitique crurale. Ici, en dehors de la notion de cause, les caractères les plus importants se trouvent dans le mode d'évolution de l'affection. L'amélioration, puis la guérison se produisent en quelques semaines ou quelques mois sous l'influence du traitement antisyphilitique. Dans certains cas, on voit persister des troubles génito-urinaires plus ou moins prononcés (paresse vésicale, incontinence nocturne d'urine, impuissance, etc.). Très fréquemment surviennent une ou plusieurs rechutes qui guérissent successivement à la suite de nouvelles cures spécifiques. Dans cette forme, peut-être plus que dans les autres, on a observé avant ou après la paraplégie, des phénomènes cérébraux qui eux-mêmes sont influencés par l'intervention thérapeutique.

4° Diagnostic de la paraplégie syphilitique chronique. — Elle ressemble d'une façon étroite aux *myélites transverses* vulgaires. Il n'existe entre ces deux variétés d'affections médullaires aucun caractère différentiel pathognomonique.

La ressemblance est surtout grande dans la forme grave que nous avons décrite sous le nom de *paralysie spinale syphilitique avec contracture*.

Les seuls éléments de diagnostic résideront dans les commémoratifs, la recherche des accidents syphilitiques concomitants, et les résultats de l'examen cytologique.

La forme légère, la paraplégie spinale avec démarche spasmodique, si elle ne présente pas davantage de signe différentiel décisif, doit à l'atténuation des phénomènes moteurs, à l'absence des troubles trophiques, à la tendance à l'amélioration, un aspect un peu spécial sinon caractéristique. Erb a cru pouvoir dire, en parlant d'elle : « Il me paraît hors de doute qu'il s'agit d'un tableau clinique bien caractéristique et facile à reconnaître. J'avais toujours établi le diagnostic d'affection syphilitique de la moelle même avant d'avoir interrogé les malades à ce sujet. »

Les formes précédentes se distinguent du tabes dorsal spasmodique par l'existence de troubles de la sensibilité et de troubles génito-urinaires, mais il existe certaines observations où ces phénomènes manquent totalement et où la ressemblance est complète. La notion de syphilis et les résultats de la ponction lombaire permettent seuls dans ces cas de déterminer la nature particulière de la maladie.

Les *compressions lentes de la moelle* s'accusent par une symptomatologie complètement semblable à celle de la myélite. Le diagnostic n'est possible que si l'on a quelques données permettant d'établir la cause des compressions : déformation de la colonne vertébrale, tumeur maligne sur un autre point du corps, etc. Si on constate une saillie ou une déformation de la colonne vertébrale, on pensera à la syphilis du canal osseux (1), et, dans le doute, on éprouvera l'effet du traitement antisyphilitique.

L'*hystérie* peut réaliser la paraplégie spasmodique, et quand cette dernière survient chez un sujet syphilitique, il est assez difficile de faire la part de la névrose et de l'infection. M. Souques (2) a insisté sur les difficultés de ce diagnostic. Le cytodiagnostic tranchera la question.

5° Diagnostic du syndrome de Brown-Séquard. — Ce type se montre quelquefois dans toute sa pureté, mais plus souvent peut-être, il est incomplet. L'hémianesthésie est limitée aux sensations thermiques et douloureuses, et la bande d'hyperesthésie qui marque la limite supérieure des troubles de la sensibilité peut faire défaut. Lors de dissociation de la sensibilité des troubles trophiques (atrophie musculaire, altérations articulaires et osseuses), la distribution des phénomènes (paralysie d'un côté, troubles sensitifs de l'autre) rendront ordinairerement le diagnostic facile.

6° Diagnostic de la forme envahissante. — Tous les faits connus de cette variété ont été précoces : c'est là un caractère de première importance pour le diagnostic.

La *paraplégie ascendante aiguë* (*maladie de Landry*) s'en distingue par le début brusque sans douleurs, l'inconstance des troubles de la sensibilité, de la miction et de la défécation, l'extension rapide de la paralysie et la terminaison en quelques jours par la mort, sauf de rares exceptions.

On a bien signalé des cas où la syphilis médullaire aurait évolué sous l'aspect de la paralysie ascendante aiguë (Déjerine et Goetz, Berger, Heubner, Chevalet, etc.) mais, ainsi que le fait remarquer M. Marie, c'est d'une façon arbitraire que ces faits ont été rapportés à la syphilis médullaire, car on ignore, en réalité, de quelle lésion il s'agit.

La *paralégie spinale antérieure subaiguë de Duchenne* se rapproche davantage de la myélite syphilitique enva-

(1) Sur les lésions syphilitiques du rachis, consultez : Levot, Des lésions syphilitiques du rachis, Th. Paris, 1881, et Jasinski, Ueber syphilitische Erkrankungen der Virbelsäule (*Arch. f. Derm. u. Syph.*, 1891, p. 409).

(2) Ach. Souques, Étude des syndromes hystériques simulateurs. Th. Paris, 1891.

hissante par la marche et la durée. Elle débute par les membres inférieurs, puis après une phase de paraplégie qui peut durer des mois, elle gagne les membres supérieurs. Enfin, elle envahit les muscles respiratoires et entraîne la mort par asphyxie. Dans certains cas, elle affecte une marche descendante. Mais elle s'accompagne constamment d'une atrophie musculaire très prononcée et telle que « les membres semblent se momifier » ; elle ne produit ni troubles de la sensibilité, ni troubles du côté des sphincters, ni escarre de décubitus.

La *polynévrite aiguë généralisée* entraîne une paralysie ascendante ou quelquefois descendante, flasque, symétrique, dont l'intensité décroît de la périphérie vers le centre. Les réflexes sont abolis. Assez souvent les nerfs craniens (optique, vague) sont atteints. Mais la maladie ne tarde pas à passer à une seconde phase d'atrophie, les troncs nerveux sont douloureux à la pression, et tôt ou tard la guérison survient.

7° DIAGNOSTIC DE LA FORME AMYOTROPHIQUE. — Elle se rapproche de l'*atrophie musculaire progressive* par la distribution, la marche progressive, les contractions fibrillaires, les crampes, la réaction de dégénérescence, mais elle s'en distingue par les troubles oculaires, les phénomènes sensitifs qui marquent son début, la succession inverse de la parésie et de l'atrophie.

La *polynévrite à forme amyotrophique* offre à peu près les mêmes symptômes, mais elle s'accompagne d'abolition des réflexes et la sensibilité objective y est intacte.

8° DIAGNOSTIC DU PSEUDO-TABES SYPHILITIQUE. — Aucune difficulté quand les phénomènes tabétiques se montrent au milieu du cortège habituel de la syphilis médullaire ; grande difficulté au contraire, quand le tableau du tabes est complètement réalisé.

Dans certains cas, l'erreur est inévitable du début jusqu'à la terminaison fatale. Dans d'autres, le tableau clinique se modifie à un certain moment, et le diagnostic peut être rectifié. Il faudra donc suivre les malades avec le plus grand soin, noter les variations qui pourront se produire dans l'état des réflexes, l'apparition de la parésie spasmodique succédant à l'ataxie.

Enfin le pseudo-tabes a souvent une évolution plus rapide que le tabes vrai, et, contrairement à ce dernier, il peut s'améliorer sous l'influence du traitement spécifique.

PRONOSTIC

La syphilis médullaire est une affection grave.

Sur 132 cas de syphilis médullaire précoce, nous comptons : 39 morts, 48 passages à l'état chronique, 18 améliorations plus ou moins considérables, 27 guérisons.

La mortalité est donc de 29,5 p. 100.

Si on additionne les cas funestes et ceux qui ont passé à la chronicité, on voit que dans les deux tiers des cas la maladie amène la terminaison fatale ou conduit à l'incurabilité. La statistique dont sont tirés ces chiffres ne comprend que des cas précoces, dont la gravité est certainement plus grande ; elle est composée d'observations recueillies dans la science, et les exemples graves, suivis de mort et accompagnés d'autopsie, sont, en raison de leur grand intérêt, plus souvent publiés que les autres, mais, même en tenant compte de ces causes d'exagération, on peut estimer que le pronostic de la syphilis de la moelle est sombre.

Les raisons de cette gravité sont d'ordres différents.

Il faut signaler, en premier lieu, la brusquerie d'apparition et la marche aiguë de certaines formes. A la suite d'un début apoplectiforme, le malade peut être plongé d'emblée et définitivement dans un état comateux, et, s'il ne porte pas de traces de lésions syphilitiques, l'infection reste ignorée. D'autres fois, l'évolution est si rapide que le traitement spécifique n'a pas le temps de produire tous ses effets, ou encore, la lésion primitive est tellement grave que toute guérison est, dès l'abord, impossible.

Lorsque l'affection débute par une période prodromique, le pronostic est beaucoup plus favorable. C'est dans ces conditions que le traitement a le plus de prise et qu'il a des chances de pouvoir épuiser toute son action. Mais cette période prémonitoire est assez insidieuse, et les malades négligents ne viennent souvent consulter que quand des phénomènes plus graves apparaissent et que les dégénérescences secondaires sont déjà en voie d'évolution. Enfin le médecin lui-même n'attache pas toujours l'importance qu elles méritent à ces manifestations parfois discrètes du début de la syphilis médullaire et il n'institue pas le traitement avec toute la rigueur désirable.

Enfin, la fréquence des récidives vient encore assombrir le pronostic. On voit, en effet, souvent l'affection se réchauffer après une phase d'amélioration notable, ou même reparaître après une guérison plus ou moins prolongée. Si ces récidives guérissent fréquemment, elles sont aussi quelquefois le point de départ d'une évolution chronique ou même d'accidents mortels.

TRAITEMENT

La conduite à tenir en face d'un cas de myélite syphilitique varie avec la forme de la maladie et le stade auquel elle est arrivée.

Plus on sera rapproché du début, plus on aura de chance d'obtenir une action favorable. A la phase prodromique, la guérison peut être considérée comme certaine. A la phase de paraplégie flasque, elle pourra encore être obtenue dans certains cas : tout dépend de la lésion qui est en cause ; quoi qu'il en soit, le traitement agit sur la méningite et l'artérite et prévient la production de nouveaux foyers de destruction. Il n'en est pas de même à la phase de paraplégie spasmodique ; la guérison n'est plus alors possible et le traitement mercuriel intensif pourrait même être nuisible, d'après certains auteurs.

— Dès les premiers accidents, dans les formes à début brusque, à la phase prodromique ou quand les paralysies sont encore flasque dans les autres formes, il faut instituer un traitement intensif. Tout le monde est d'accord sur ce point.

Pour l'administration du mercure, la voie buccale doit être rejetée. Il faut employer les frictions ou les injections hydrargyriques.

Les injections constituent le traitement de choix, surtout dans les cas de syphilis maligne cérébro-spinale et dans les formes aiguës.

Certains syphiligraphes préconisent les injections de calomel en suspension dans l'huile de vaseline ou l'huile d'olive, que l'on répète tous les six ou huit jours, en portant la dose du médicament successivement à 5, 7 et 10 centigrammes par injection, ou l'huile grise à 40 p. 100 dont on injecte dans le muscle fessier la quantité correspondante à 4 ou 5 centigrammes de mercure métallique toutes les semaines. D'autres donnent la préférence aux sels solubles (biiodure ou benzoate de mercure, par exemple) dont on injecte 1 à 2 centigrammes tous les jours ou tous les deux jours.

L'iodure de potassium peut être administré concurremment au mercure, à la dose de 4, 6 et 8 grammes, quelquefois plus. On arrive généralement à le faire tolérer par la voie buccale. On pourra, au besoin, le faire absorber par la voie rectale. Gilles de la Tourette a eu recours, dans certains cas, à l'administration sous-cutanée. Il a montré que les injections d'iodure à la dose relativement élevée de 50 centigrammes pour un centimètre cube d'eau étaient parfaitement tolérées.

— A la phase de paraplégie spasmodique, l'action du traitement spécifique a été l'objet d'appréciations variables.

Certains auteurs préconisent le traitement mercuriel intensif.

C'est ainsi que M. Abadie (1) a insisté sur les avantages des injections intraveineuses. Il a traité par cette méthode et amélioré considérablement un malade qui n'avait retiré aucune action satisfaisante des autres procédés de traitement. Il injecte tous les deux jours, dans une veine du pli du coude, un centimètre cube d'une solution de cyanure de mercure à 1 p. 100, additionnée de 0,50 p. 100 de chlorhydrate de cocaïne.

Le Dr Scherb (d'Alger) (2) a conseillé d'appliquer au traitement des encéphalopathies et des myélopathies syphilitiques graves et anciennes des injections de biiodure de mercure à doses massives, suivant le procédé de P. N. Prokhorov, de Yambourg.

Schachmann (3) aurait obtenu des résultats favorables par l'injection de solutions mercurielles dans le canal rachidien.

MM. Antony, E. Brissaud et P. Marie au contraire, se sont élevés contre l'abus du traitement mercuriel intensif dans la forme chronique de la syphilis médullaire.

(1) Abadie, A propos de la communication de M. Fournier : Hémiplégie spinale très précoce survenue au début même de la période secondaire (*Soc. de dermat. et de syph.*, in *Ann. de dermat.*, 1896, p. 1052).

(2) G. Scherb, De la méthode de P. N. Prokhorov, dans le traitement des encéphalopathies et des myélopathies syphilitiques graves et anciennes (*Bull. et mém. de la Soc. méd. des hôp.*, 28 février 1902).

(3) Schachmann, Traitement des myélites syphilitiques par l'introduction de solution mercurielle dans le canal rachidien (*Bull. et mém. de la Soc. méd. des hôp.* 18 octobre 1901).

MM. E. Brissaud et P. Marie (1) ont insisté sur les inconvénients que pouvait avoir ce traitement à une période avancée de la maladie. On voit alors, d'après ces auteurs, sous l'influence de la mercurialisation, les troubles moteurs s'aggraver et des malades qui marchaient encore être obligés de garder le lit. Il y aurait de plus une sorte de poussée nouvelle, se traduisant soit par des paresthésies, soit par des parésies du côté des membres supérieurs. Enfin, les malades accusent un état de malaise physique et moral assez pénible, si pénible même que ceux qui l'ont ressenti plusieurs fois éprouvent pour le traitement mercuriel une répulsion vraiment instinctive.

Au lieu du traitement intensif, il faut, à cette période, utiliser les injections de Panas d'huile au biiodure de mercure, à la dose quotidienne de 5 à 8 milligrammes ; à cette dose, les accidents signalés plus haut ne se produisent plus. On peut encore administrer sans inconvénient les pilules mercurielles ou le sirop de Gibert. L'iode en nature, soit à l'intérieur, soit en injections hypodermiques, sous forme de lipiodol par exemple, a une action favorable, à condition de s'en tenir aux doses modérées.

— A côté du traitement spécifique prennent place un certain nombre de moyens ou adjuvants dont l'action peut être utile.

La révulsion à l'aide de pointes de feu le long de la colonne vertébrale, au niveau du siège présumé des lésions, a une action certaine sur la période méningée.

L'électricité faradique est utile dans la paraplégie flasque ; elle est nuisible dans la paraplégie spasmodique. Cette dernière est favorablement influencée par les courants continus.

L'hydrothérapie froide, sous forme de douche en jet très brisé, de courte durée, les bains de mer chauds peuvent être ordonnés avec avantage.

A une période avancée, on pourra conseiller une cure thermale. Les stations françaises les plus recommandables sont Uriage, Luchon, Aix (Savoie), Cauterets, etc.

(1) E. Brissaud et P. Marie, Sur les inconvénients du traitement mercuriel intensif dans la paraplégie spasmodique syphilitique (*Bull. et mém. de la Soc. méd. des hôpit.*, 7 mars 1902).

II. — SYPHILIS HÉRÉDITAIRE

ÉTIOLOGIE

Fréquence. — La syphilis médullaire héréditaire est rare. On compte encore les observations de cette affection. Toutefois, si l'on considère que sur vingt-six fœtus nés de parents syphilitiques, M. Gasne (1) a trouvé quatre fois des lésions très profondes, dix fois une congestion vasculaire généralisée constamment accompagnée d'altérations particulières permettant de rapporter cet état au processus spécifique, et sept fois des lésions intermédiaires, il faut admettre qu'elle passe fort souvent inaperçue.

Date d'apparition. — Les localisations médullaires, comme les autres déterminations de la syphilis héréditaire, peuvent se produire pendant la vie intra-utérine, dans les premières semaines, ou les toutes premières années qui suivent la naissance, ou seulement au cours de la seconde enfance, de l'adolescence ou de l'âge adulte; autrement dit, la syphilis héréditaire de la moelle est congénitale, précoce ou tardive.

La *syphilis médullaire congénitale* n'offre guère d'intérêt qu'au point de vue anatomo-pathologique. Il en est nécessairement ainsi chez les enfants mort-nés, à terme ou avant terme. Chez les enfants vivants, nés à terme ou avant terme, les autres localisations viscérales de l'infection entraînent la mort avant le développement des phénomènes nerveux, ou, quand ces derniers apparaissent, presque toujours ceux qui dépendent du cerveau absorbent toute l'attention par leur précocité et leur intensité.

La *syphilis médullaire précoce* s'est montrée à quatre mois (cas de Hutchinson et Jackson), cinq mois et demi, un an et demi, deux ans et deux ans et demi (Kohts).

(1) G. Gasne, Localisations spinales de la syphilis héréditaire. Th. Paris, 1897.

La *syphilis médullaire tardive* a débuté à trois ans (Money, Fournier), quatre ans (Siemerling), six ans (Mendel), huit ans (Gasne), onze et douze ans (Filatoff et Hoffmann), dix-huit ans, vingt-cinq ans, trente-quatre et même quarante-huit ans (Gasne), cinquante ans (Gilles de la Tourette).

Hérédité. — Les lois de l'hérédité sont très certainement les mêmes que celles qui ont été établies pour la syphilis héréditaire en général. D'après M. Gasne, dans la plupart des cas de syphilis médullaire héréditaire, la syphilis du père serait notée et souvent la mère ne présenterait aucune trace d'infection. Toutefois, tous les fœtus qu'il a examinés avaient été portés par des mères syphilitiques qui, pour la plupart, avaient présenté au moment de l'accouchement, ou au moins pendant les derniers mois de la gestation, des lésions en pleine évolution ; six fois seulement la syphilis datait de plus de deux ans.

Manifestations syphilitiques concomitantes. — Le plus souvent on relève des altérations de la peau ou des membranes de l'œil, des dystrophies dentaires, parfois des lésions plus profondes du côté des viscères, des os, du voile du palais, etc. Presque toujours les symptômes médullaires ont été précédés par des phénomènes transitoires ou définitifs en rapport avec une atteinte du cerveau : céphalée, vertiges, diplopie, strabisme, inégalité pupillaire, cécité survenant sans cause, surdité sans lésions appréciables de l'oreille, retard de la marche, et avec une fréquence telle qu'on peut les considérer comme des manifestations à peu près constantes, par des convulsions ou des crises d'épilepsie.

ANATOMIE PATHOLOGIQUE

La méningo-myélite embryonnaire diffuse et la pachyméningite scléreuse ou scléro-gommeuse, qui est un stade plus avancé, sont les lésions les plus habituelles de la syphilis médullaire héréditaire.

La gomme ne se montre guère qu'associée à ces dernières. Quelques lésions moins fréquentes, la congestion vasculaire, l'endartérite, la sclérose médullaire, etc., méritent une courte mention.

Méningo-myélite embryonnaire diffuse. — Elle a été rencontrée par M. Gasne chez six ou sept fœtus issus de mères syphilitiques et par Siemerling et Böttinger dans deux cas de syphilis cérébro-spinale tardive (douze et huit ans).

On retrouve dans les observations de ces auteurs la description idéale de la lésion telle qu'elle s'est présentée à nous dans la syphilis acquise.

Les méninges sont de beaucoup les parties les plus malades (Gasne). La pie-mère épaissie, infiltrée de cellules rondes, adhère à la moelle, ou est séparée d'elle par un exsudat sous-pie-mérien. Elle est réunie à l'arachnoïde par une production luxuriante de cellules embryonnaires qui remplit l'espace sous-arachnoïdien. L'infiltration se propage le long des septa qui rayonnent dans la moelle, et, en certains endroits, forme de véritables cônes de végétations intimement unis par leur base à la pie-mère (Siemerling, Böttinger). Les vaisseaux sont le siège de lésions qui portent plus spécialement sur la tunique externe, et les veines sont beaucoup plus atteintes que les artères, etc.

Quelques différences de peu d'importance sont toutefois à signaler. Si la dure-mère peut être épargnée comme dans la syphilis acquise (cas de Siemerling et de Böttinger), elle est assez souvent (chez le fœtus, Gasne) reliée aux parois osseuses par une transformation scléreuse de l'espace extradural et peut aussi se confondre en certains points avec les autres méninges. L'infiltration embryonnaire affecte bien la forme diffuse, mais, plus fréquemment que chez l'adulte, elle offre un développement assez considérable pour être appréciable à l'œil nu, et souvent, elle prend par places des proportions telles qu'elle constitue de véritables gommes qui compriment et détruisent plus ou moins l'axe nerveux.

Chez un enfant de trois semaines atteint de syphilis héréditaire, P. Ravaut et A. Ponselle ont constaté l'absence du spirochète pallida de Schaudinn dans la substance nerveuse du cerveau et de la moelle ainsi que dans les racines nerveuses et les nerfs; par contre, ils en ont démontré la présence en grande abondance dans l'intérieur et dans les parois des vaisseaux, surtout des veines, et dans l'exsudat fibrino-lymphocytique périvasculaire (1).

Pachyméningite et arachnite scléreuses ou scléro-gommeuses. — Jurgens l'a décrite dans deux cas de syphilis congénitale et dans un cas de syphilis précoce (deux ans). M. Gasne l'a rencontrée chez deux fœtus.

Les trois tuniques épaissies, transformées en un tissu scléreux, adhèrent entre elles. On y trouve encore un degré plus ou moins prononcé d'infiltration embryonnaire. La lésion n'est généralement pas étendue à toute la moelle; elle est surtout prononcée aux régions cervicale et thoracique supérieure et va en s'atténuant de haut en bas pour s'éteindre en atteignant la région lombaire.

La pie-mère adhère à la moelle par de nombreuses et fortes adhérences. Les prolongements intramédullaires qui en partent forment d'épaisses travées fibreuses qui sillonnent l'organe, surtout dans les régions des cordons et des racines postérieurs. Par endroits, elle se confond avec la substance nerveuse infiltrée ou transformée en tissu de sclérose. Les vaisseaux, englobés dans le tissu fibreux, ont une lumière effacée, ou sont transformés en blocs impénétrables.

(1) P. Ravaut et A. Ponselle, Contribution à l'étude clinique et bactériologique des lésions encéphalo-méningées chez les nouveau-nés syphilitiques (*Bull. et mém. de la Soc. méd. des hôpit.*, 12 janvier 1906). Ces auteurs ont dans un mémoire récent rapporté deux faits de syphilis héréditaire où ils ont rencontré des lésions épendymaires et des formes spirillaires dans les noyaux des cellules de l'épendyme (voir note de la page 30).

La transformation fibreuse des méninges, et surtout de la dure-mère, peut prendre une extension véritablement extraordinaire. Dans un cas de Gasne, la moelle, au niveau de la région cervicale, enserrée de toutes parts, était réduite à quelques détritus parmi lesquels on reconnaissait les cellules épendymaires.

Quelquefois, au milieu de ce tissu scléreux, l'infiltration présente en un point un développement considérable et donne naissance à une ou plusieurs gommes de volume variable.

Autres lésions. — *Congestion vasculaire.* — M. Gasne a rencontré cette lésion chez dix fœtus portés par des mères syphilitiques. Tous les vaisseaux béants, gorgés de sang, forment de grands lacs sanguins dans l'espace extradural, la dure-mère, l'espace sous-arachnoïdien, les racines, les ganglions, la pie-mère, la moelle elle-même. La distension va souvent jusqu'à la rupture et l'hémorragie.

La congestion vasculaire peut se trouver sur la moelle de fœtus non syphilitiques, mais ici elle tire sa signification de la coexistence invariable d'un léger degré de leptomyélite embryonnaire, de gommes miliaires ou d'exsudat sous-pie-mérien.

On sait que la congestion simple et la congestion avec stase leucocytique ont été considérées par certains auteurs comme le stade initial du processus syphilitique dans quelques organes, le foie particulièrement (Hudelo). Peut-être en est-il de même pour la moelle.

Endartérite. — Dans un cas observé par M. Marfan, Philippe et Gasne (1) ont relevé à l'examen microscopique l'existence d'une endo-vascularite remarquablement intense et généralisée aux artères et aux veines de gros et de moyen calibre. Les caractères de ces altérations étaient tels que, en l'absence de tout autre facteur étiologique, ils permettaient d'incriminer avec beaucoup de vraisemblance la syphilis héréditaire précoce. Le processus avait abouti à la formation de thromboses et de foyers d'hématomyélie qui avaient détruit le renflement lombo-sacré. Ces hémorragies en pleine moelle avaient subi en certains points des modifications qui, à l'œil nu,

(1) M. Marfan, Gasne et Philippe, *Bull. et mém. de la Soc. méd. des hôp.*, 18 novembre 1898.

en avaient imposé pour une sorte de caséification tuberculeuse.

Sclérose médullaire. — La sclérose peut atteindre la moelle isolément sans intéresser les méninges.

Dans un cas de Potain elle était diffuse. De deux jumelles nées avant terme et mortes au troisième jour, une seule présentait des lésions de la moelle. Cet organe, diminué de volume de haut en bas, était dur, sans trace de division entre les deux substances, tout à fait semblable à un cordon fibreux, sauf la coloration qui était d'un gris rougeâtre. Au microscope, M. Cornil trouva l'organe constitué par un tissu lamineux, condensé, feutré, entremêlé d'une substance granuleuse abondante. Aucune cellule, aucun tube nerveux n'était distinct. Dans un autre cas dû à Money la moelle, rigide comme un bâton dans toute son étendue, semblait, à l'œil nu, présenter sur les sections transversales une sclérose diffuse totale.

Kahler et Pick ont rencontré une sclérose limitée sous forme d'une plaque située au niveau de l'entre-croisement des pyramides, dans le faisceau latéral gauche, immédiatement dans l'angle qui sépare la corne antérieure de la postérieure. Ils rapprochent ce fait de celui de Charcot et Gombault.

Altérations diverses de la substance nerveuse. — On a encore signalé des lésions des cellules des cornes antérieures et des colonnes de Clarke : atrophie (Jarisch, Gangitano), dégénérescence vitreuse (Gangitano) la présence de masses vitreuses homogènes dans la substance médullaire (Jarisch), la formation de vacuoles ovoïdes ou sphériques de dimensions variées dans les cordons blancs et les commissures (Gangitano), le spina-bifida (Gangitano).

SYMPTOMATOLOGIE

Siermerling et d'autres avec lui ont prétendu que la moelle n'était jamais atteinte isolément, et que, dans tous les cas de syphilis médullaire héréditaire, les symptômes cérébraux l'emportaient au point de dominer le tableau clinique. MM. Fournier, Gilles de la Tourette, M. Gasne et R. Peters (1) ont montré ce que cette opinion avait d'exclusif. Il n'en reste pas moins vrai que la syphilis héréditaire a une prédilection manifeste pour les parties supérieures de l'axe nerveux. La forme cérébro-spinale est la plus fréquente. Quand les atteintes de l'affection portent plus spécialement sur la moelle, elles ont encore une tendance marquée à occuper les régions supérieures, d'où résulte la production d'une forme quadriplégique souvent compliquée de phénomènes bulbaires. La forme dorso-lombaire ou paraplégique qui constitue la forme commune de la syphilis médullaire acquise est ici plutôt rare. Après la description rapide de ces trois formes principales, nous signalerons d'autres variétés exceptionnelles.

Forme cérébro-spinale. — Les manifestations cérébrales, troubles intellectuels, accès d'épilepsie, nystagmus, paralysie faciale, paralysies motrices et contractures des membres sont tellement prédominantes qu'elles absorbent le tableau clinique. La multiplicité et la variabilité des symptômes sont du reste telles qu'il est impossible de donner de ce type une description d'ensemble.

Le plus fréquemment les symptômes médullaires sont pour ainsi dire absents et les phénomènes paralytiques observés sont explicables par les lésions de l'encéphale. Aussi est-il très difficile d'affirmer que la moelle est atteinte. Les observations de Siemerling et de Böttinger, si remarquables au point de vue anatomo-pathologique (méningo-myélites embryonnaires diffuses types), ressortissent à cette forme.

(1) R. Peters, Les myélites hérédo-syphilitiques des nouveau-nés et des nourrissons (*Rous. Arkh. Pathol. Klinitch. meditz. bacteriol.*, 1900, t. X, f. 2, p. 162).

Forme cervicale supérieure. — Elle appartient aux syphilis précoces et tardives. Elle est caractérisée le plus souvent par une quadriplégie, quelquefois par une paralysie des membres supérieurs seuls (deux cas d'Hénoch). Le début se fait le plus souvent par les membres supérieurs. Les troubles de la sensibilité, simple engourdissement, douleurs quelquefois vives, précèdent ordinairement ceux de la motilité. Les quatre membres sont souvent touchés à des degrés différents. La paralysie est rarement flasque; ordinairement les réflexes s'exagèrent, l'épilepsie spinale apparaît et la contracture s'installe progressivement. Ces phénomènes moteurs s'accompagnent constamment de troubles variables de la sensibilité, d'anomalies dans le jeu des sphincters et quelquefois seulement de la production d'escarres.

On a constaté dans plusieurs cas de la raideur de la nuque ou un renversement de la tête en arrière quand l'enfant est tenu sur son séant (Bednar, Hénoch).

Il est exceptionnel qu'au début ou dans le cours de l'affection on ne note pas quelques phénomènes cérébraux discrets : paralysie d'une paire cranienne, céphalée nocturne, diplopie, etc.

Dans un certain nombre d'observations on voit apparaître divers symptômes d'origine bulbaire (vertiges, troubles de l'articulation des mots, parésies dans la sphère du trijumeau, dyspepsie, gastralgie et vomissements, hématémèses) qui trahissent l'extension de la lésion de la moelle cervicale à la moelle allongée (forme bulbo-médullaire).

Sous l'influence du traitement, la maladie guérit complètement ou s'améliore. Dans ce dernier cas, l'amélioration est souvent prédominante sur les membres supérieurs ou sur les inférieurs et, tandis que les uns récupèrent le mouvement, les autres entrent en contracture.

L'autopsie n'a été pratiquée que dans le cas de Bartels. Il s'agissait d'une gomme développée au devant de l'atlas et de l'axis et comprimant la moelle.

Forme dorso-lombaire. — Tous les faits publiés ont trait à la syphilis héréditaire tardive. Elle ne diffère en rien de la forme acquise. Aucune particularité à indiquer dans le début, les troubles de la sensibilité, ceux des sphincters, et de la motilité, la marche, la durée, la terminaison. Elle mène aussi fréquemment à la chronicité et se montre alors sous les deux aspects de la paraplégie avec contracture (obs. de Gilles de la Tourette) et de la paraplégie avec démarche spasmodique (obs. de Friedmann, Fournier, Gasne et Athanassio). Dans un cas de Gilles de la Tourette, l'affection, localisée à la queue de cheval, se distinguait par la distribution des troubles sensitifs.

Il n'y a pas eu d'examen nécropsique.

Forme amyotrophique. — M. Raymond a particulièrement attiré l'attention sur cette forme à l'occasion de l'observation d'une fillette hérédo-syphilitique qui présenta une monoplégie brachiale bientôt suivie d'atrophie musculaire.

Déjà Hénoch avait signalé l'atrophie musculaire dans une de ses deux observations. Hammond (1) avait rapporté un fait d'« atrophie musculaire progressive » chez un enfant atteint de syphilis héréditaire tardive. Les mains, les avant-bras et les bras étaient envahis et présentaient des secousses fibrillaires marquées. Il existait de plus de l'hémiatrophie de la langue, des troubles de la motilité des lèvres, des paralysies oculaires, enfin les phénomènes tabétiques chroniques : incoordination des mouvements, signes de Romberg et de Westphal.

Tabes hérédo-syphilitique. — Les phénomènes tabétiques ne sont pas exceptionnels dans le cours de la syphilis héréditaire cérébro-spinale. L'observation précédente d'Hammond en est un exemple. Dans le cas de Siemerling il existait de l'ataxie.

Mais le tabes vrai peut-il être une conséquence de l'infection hérédo-syphilitique ? C'est une question que s'est posée M. Fournier (2) et qu'il a résolue par l'affirmative en s'appuyant sur quatre cas personnels et surtout sur deux cas de B. Remak qui lui ont paru absolument démonstratifs. Gilles de la Tourette en a publié un exemple plus récent.

Maladie de Friédreich. — M. Marie le premier s'est demandé si cette affection ne pouvait pas être rattachée à l'hérédo-syphilis. Son enquête a été négative. De

(1) HAMMOND, Progressive muscular atrophy syphilitic (*New York neurol. Society*, 4 avril 1893).

(2) FOURNIER, La syphilis héréditaire tardive. Paris, 1886, p. 525.

même, M. Gasne s'est livré à ce sujet à des recherches qui sont restées infructueuses. M. R. Dreyer-Dufer (1) a publié un cas de syphilis cérébro-spinale simulant la maladie de Friedreich chez un sujet de quatorze ans qui guérit par le traitement spécifique.

(1) M. R. Dreyer-Dufer, Un cas de maladie de Friedreich (*Bull. de la Soc. de dermat.*, 10 décembre 1896).

DIAGNOSTIC

Nous serons brefs sur le *diagnostic différentiel*, indiquant seulement ce qui est spécial à la syphilis héréditaire.

On renconnaîtra la *pseudo-paralysie syphilitique* et l'impotence du membre qu'elle détermine à la présence des mouvements volontaires dans les segments de membre sous-jacents à l'articulation immobilisée, à la conservation des réactions électriques et de la sensibilité, à l'existence de douleurs spontanées ou provoquées, enfin à la constatation de la tuméfaction et de la crépitation au niveau de la jointure malade.

Le *mal de Pott* ne pourra être distingué de la myélite que s'il existe une déformation osseuse visible. Les exemples de mal de Pott syphilitique héréditaire sont relativement nombreux. Plusieurs exemples en ont été rapportés par Laschewitz, d'autres sont dus à MM. Fournier, Jasinsky, Gangolphe.

La *maladie de Little* peut être difficile à distinguer de certaines myélites chroniques avec spasme ou contracture. MM. Fournier et Gilles de la Tourette ont du reste rapporté à la syphilis héréditaire de la moelle deux faits de maladie de Little dans lesquels les phénomènes cérébraux faisaient presque totalement défaut.

Le *diagnostic étiologique* demande toute l'attention de l'observateur. Il faut rechercher avec le plus grand soin les manifestations syphilitiques concomitantes déjà signalées à l'étiologie, et, tout particulièrement, les lésions des organes des sens et des dents, les ulcérations ou les cicatrices lombo-fessières, les déformations craniennes et celles du tibia. Une enquête minutieuse sera faite, s'il est possible, du côté des parents. Lorsqu'il s'agira d'un adulte soupçonné de syphilis héréditaire, il faudra de plus éliminer la notion de syphilis acquise.

Ici, du reste, comme pour la syphilis acquise, l'étude cytologique du liquide céphalo-rachidien rendra les plus grands services (1).

(1) Consultez, P. Ravaut, Le liquide céphalo-rachidien des hérédo-syphilitiques. *Ann. de derm. et de syphil.*, 4e série, t. VIII, p. 81.

PRONOSTIC, TRAITEMENT

La gravité de la syphilis héréditaire congénitale ou précoce semble tenir plus aux lésions des autres viscères qu'à celles de la moelle. Dans les cas où la moelle est seule atteinte, ou l'est d'une façon prédominante, l'action curative du traitement n'a pas paru douteuse dans un nombre relativement considérable de cas.

Il est donc absolument nécessaire ici, comme dans la forme acquise, d'agir rapidement et avec énergie. Le traitement mixte devra être mis en œuvre avec les modifications qu'il comporte suivant l'âge des sujets.

TABLE DES MATIÈRES

1336-07. — CORBEIL. Imprimerie ÉD. CRÉTÉ.

www.ingramcontent.com/pod-product-compliance
Ingram Content Group UK Ltd.
Pitfield, Milton Keynes, MK11 3LW, UK
UKHW020305220726
13923UKWH00003B/1013

9 782019 288693